医療ミス・事故・ヒューマンエラーゼロの職場づくり

医療現場の5S活用ブック

はじめに

医療機関の5Sにかかわるようになって十数年が経過しました。当初、医療機関で5Sといっても誰もピンときませんでしたが、今では多くの人が5Sに理解を示してくれるようになりました。そして、かなりの医療機関が実際に5Sに取り組み、成果を出しているようです。

医療機関で5Sを導入する主な目的は、医療事故の防止にあります。必要なモノがすぐに見つからない、見つけにくいために間違ったモノを使用して事故を発生させる、連絡不十分で間違いを引き起こしてしまう、などの状況を発生させない職場の仕組みづくりが5Sを通じてできるのです。これらの改善は、5Sという視点から職場環境をスッキリさせ、わかりやすく見える化し、間違い防止を目指します。こうした改善の対象は職場環境であり、モノが対象になります。

ところが、実際に5Sの取組みを始めても「なかなかうまく進まない」「いつの間にか元の状態に戻ってしまった」といった声を耳にするのも現実です。5Sの活動は、最初は取り組みやすいテーマなのですが、組織的に全員を巻き込んで展開し、継続して取り組むとなるとかなり難しいものです。それは、5Sに取り組む対象が、モノや職場環境だけに偏っているからです。こうした状況に陥らないために大切なのは、人を対象として意識改革や行動改善につなげることです。すなわち、5Sは人づくりを目指すことが重要なのです。

そこで本書では、5Sの理論ではなく、実際に5Sを展開するためのポイントを、導入した医療機関の声や事例などを盛り込みながら、人の意識改革や行動改善を実現する成功のコツについてまとめてみました。医療機関での医療事故防止を目指し、働きやすい作業環境を目指す人々の参考になれば幸いです。

本書に多くの事例を提供いただいた医療機関の方々、また、編集に多大な尽力をいただいた日本能率協会マネジメントセンターの渡辺敏郎氏には厚くお礼を申しあげます。

2016年7月吉日

高原昭男

日本能率協会マネジメントセンター

巻頭インタビュー

高原昭男

ベーシック・マネジメント研究所

ここまで医療現場で5Sが浸透したのは、高原昭男氏の存在抜きには語れません。キレイな状態を守るだけでない5Sの神髄について聴きました。

5Sは、PDCAを回し、業務の5Sにつなげる！

医療の5S前夜

――近年、5Sを導入する医療機関が増えてきました。製造現場で培ってきた5Sが、いまなぜ医療の世界に根付いてきたのでしょう？

高原　もともと5Sは、製造現場の管理技術として浸透していて、品質管理、効率向上、安全などを目的とした改善の基本という位置付けでした。また、5Sを通じた管理・監督者のマネジメント力向上という意味で導入する企業も多かったようです。製造業の5S活動をお手伝いしてかれこれ30年になりますが、私自身が医療と5Sを結びつけたことはありませんでした。

そんな中、あるメーカーから「竹田綜合病院（会津若松市）が目標管理を導入したものの、テーマ設定で困っている」との相談がありました。業務の課題に対するテーマ設定をして、改善をして目標を達成する、まさに改善の基本を根付かせたいということで、その方策として5S活動を提案したのです。ここから医療の5Sがスタートしました。15年ほど前のことで、医療分野で5Sはまったく認知されていなかった時代です。どうやって進めていくべきか、とても悩んだことを思い出します。

――それまで、医療で5Sはどこもやっていなかった？

高原　少なくとも私は知りません。竹田綜合病院が医療5Sの草分け的な存在でしょう。さて、導入は決まったけれど、参考となるような資料はまったくありません。そこで、工場向けの書籍で5Sの本質を学びながら、大型バスで何回も工場見学をさせていただきました。まず、5Sを肌で感じてほしかったからです。

――スタートダッシュはうまくいきましたか？

高原　製造業であれば、半年活動すると徐々に成果が生まれてくるものです。しかし、まったくの白紙から手探りの状態で進めたものですから、成果が出始めたのは1年半ほど経ってからでした。人の生命に関わることでもあり、怖くて整理の思い切りができないのです。そこで最初は、整理のルールづくりに時間を割いて、じっくりと進めていきました。

――そのような現場が、何をきっかけに変わったのですか？

高原　あるとき、河野龍太郎先生（自治医科大学・医療安全学）を招いた講演会がありました。講演に合わせて現場の視察もされた先生

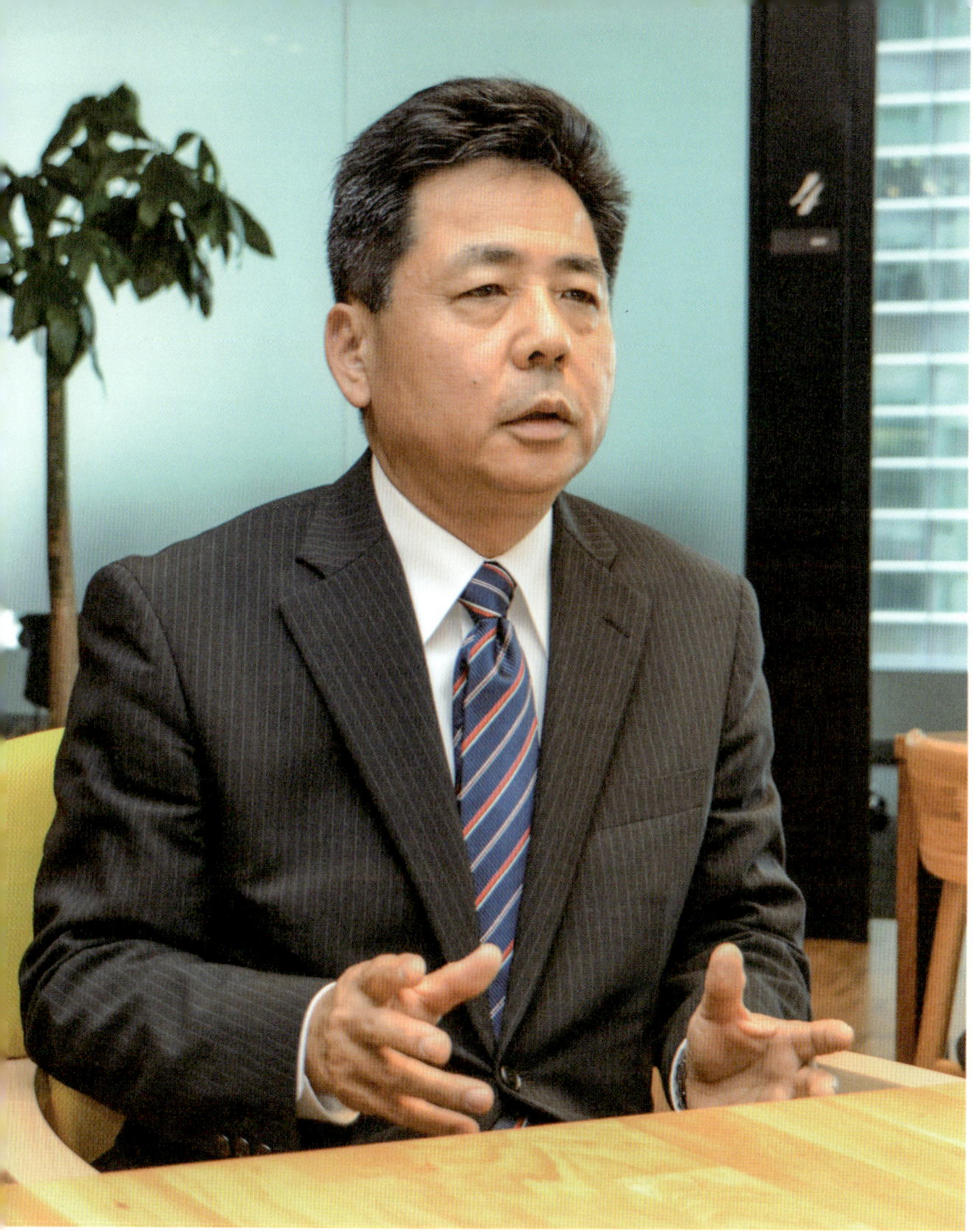

から「皆さんの5S活動はすばらしい。ヒューマンエラーの防止にも絶対に役に立つ」と、ほめていただいたのです。

そもそも、竹田綜合病院の5Sは、目標管理から始まっています。やみくもに活動をしていた現場の人たちにとって、第三者から認めてもらったこと自体が予想外だったようです。第三者からほめてもらう、自分たちの活動に意味があることを再認識できると、それが自信につながり、人間はガラッと変わることができます。これがきっかけとなって、活動は一気に拍車がかかりました。

製造の5S、医療の5S

——製造業の5Sとどういった点が違うのでしょうか？

高原　まず、5Sの目的が異なります。製造業の場合、品質管理、作業効率や安全、この3つがバランスよく求められます。一方、医療現場ではまず大前提としての安全があって、その次に業務効率と接遇などが続きます。

次に、取組み体制です。製造業では、トップダウンでマネジメントが主体となって一気に進めます。前工程と後工程というように、モノの流れがはっきりしているので、目で見てわかるし、全員が協力することに慣れているので、5Sでも協力しやすくなります。

一方、医療現場は専門職の集合体です。他部署への口出しもしにくい雰囲気があって、相互の連携があまりありません。それぞれの領分があって、チームで動くのが苦手な組織です。これが、もっとも高いハードルになっています。

ただ、病院が5Sに向いているところもあります。医療に携わる人は、仕事に対する誇りが常にあって、社会貢献に対する意識も高いのです。製造業にそれが欠けているとは言いませんが、たとえば看護師さんなどは、休日に自費で5Sの研修会に参加するなどが当たり前の世界です。製造現場の人が自腹で5Sを学ぶかというと、首を傾げてしまうでしょう。こうした彼女たちの姿勢が、5Sの扉を躊躇なく開けてしまうのです。

また、医療は女性が多い職場です。彼女らはキメが細かくて、はまるとキッチリとやり通してくれます。自主的に徹底して根気よく続けてくれる、こうした資質のようなものは、医療が5Sとマッチ

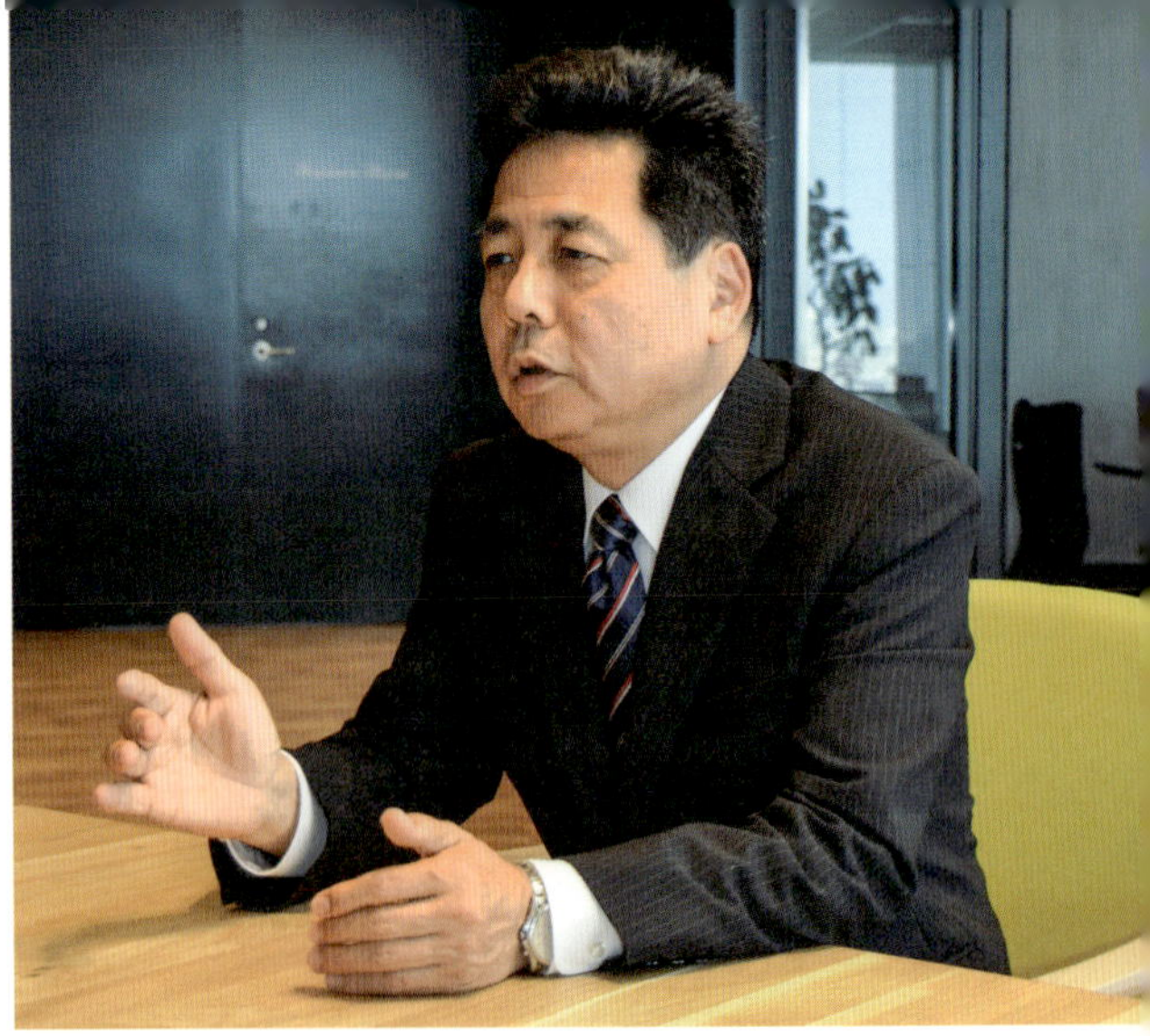

てしていると言えるでしょう。

1つ上のステージにあがるために

――5Sと改善活動とは違うものですか？

高原　まず整理をする、次に整頓をする、片付けて表示をしたから終わり。これでは、しょせん一過性の活動でしかなく、改善にはつながりません。5Sは地道でつらい活動ですから、誰だって早く止めたいのです。しかし「これでもう終わり」と思った時点で、これまでやってきたことは無になって、そこで進化は止まってしまいます。

現状に満足せずに常に見直そうとする姿勢、結局はPDCAをどう回し続けるということに尽きます。PDCAに終わりはありません。全員がその意識を持って仕事に取り組むうちに、人が変わり職場が変わり、それが医療機関の文化として残るようになります。5SとPDCAが対になってこその改善です。

――大切なのはPDCAを回すこと？

高原　完璧な状態などはありません。しかし、そのステージに近づくことはできます。PDCAを回して、見直しをしながらやり抜くことによって、5Sが当たり前という職場に変わってほしい。

職場は常に動いています。たとえば、表示ひとつをとっても、モノが変われば劣化もします。表示を貼り換える際には、知らず知らずのうちに見直しをしているものです。メンテナンスをしながら、これは本当に必要か、もっといい方法はないか、よりコンパクトにできないかと考える、それがあるべき姿に近づく唯一無二の道なのです。

今回事例を提供してくれた5つの医療機関は「見た目＋α」の活動が根付いている5Sのフロンティア的な存在です。ここでは「この改善はバージョン5です」という言葉も聞こえます。常に見直しをするからこそ、5Sが定着している状態だといえるのですね。

これから5Sを始めるひとたちへ

――製造業でもそうですが、気を抜くと現場はすぐに戻ってしまうと言いますね。どうすればいいのでしょう。

高原　医療現場の人たちは、少し前まで5Sの存在を知りませんでした。徐々に広がっていって、今ではほとんどの医療機関が5Sを意識し、3割くらいの医療機関で本格的に取り組んでいるというのが実感です。ただ、維持・定着化するためにどうするかは理解してもらっていないように感じます。

5Sは、ただ片付ければいいというわけではありません。組織的に、誰がやってもできる体制こそが大切で、ここまでやらないと定着化したとはいえません。その神髄を全員が理解することが難しいのです。

――自分の職場だけでも、5Sをやってみたいという人も多いでしょう。その人たちにひと言。

高原　もちろん医療機関全体の活動としてトップダウンで導入するにこしたことはないのですが、そうはいかない現場もあります。そんな人たちにお勧めしたいやり方があります。

医療機関の方針ではないのですから、日常業務として5S活動はできません。業務を優先するのが当たり前ですから、遅々として、なかなか進捗しないこともあるでしょう。しかし、そこであきらめて、投げ出したりしないようにしてください。

とくに、5Sでもっとも時間を

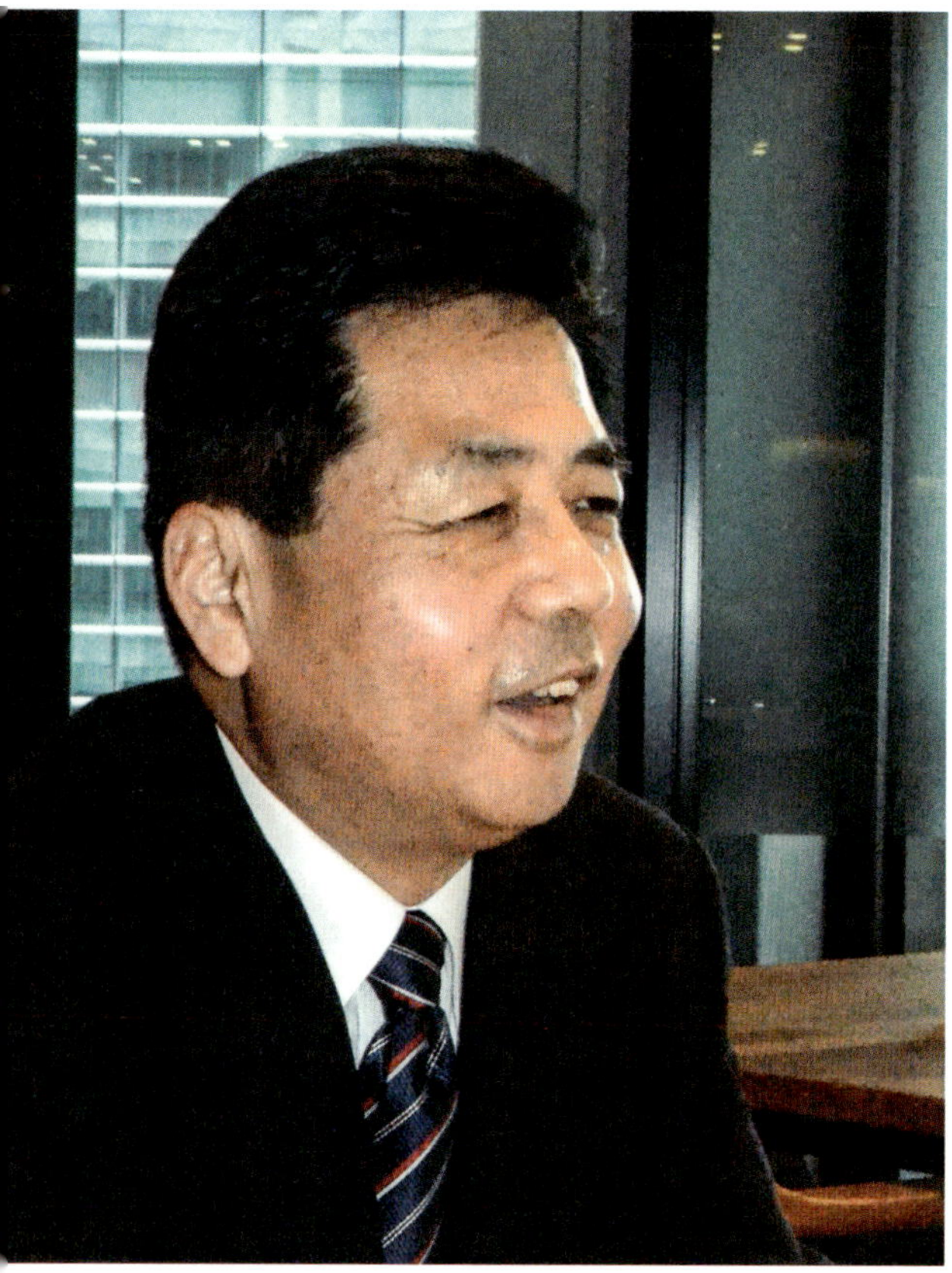

要するのが整理です。初めての経験で基準がないのですから、「要る・要らない」の判断はとても難しくなります。そこで、この打開策としてお勧めしたいのが「限定してやる」ことです。「まず、この棚だけやろう」というやり方です。

本来、医療機関全体でやるのであれば、一斉に整理を徹底します。しかし職場だけでやる場合は、整理と整頓までを1クールで進めます。整頓をしていると、整理で足りなかったこと、やりきれなかったことが見えていきます。そこで整理に戻ってやり直します。限定した範囲ならば、戻ることもさほど手間ではありません。

最初は常に悩むものです。悩んでしまうと、活動が止まってしまいます。コツコツと慌てずに、話し合って基準をつくりながらやっているうちに、5Sのコツがつかめようになります。モデルづくりですね。そして限定した5Sをやり遂げたら、そのモデルやルールを次の対象に水平展開して広げていけばいいのです。いきなり一度に全部をやるのはムリな話です。すべてを中途半端にやると失敗します。そして、やり方の悪さは反省せずに、5Sそのものを否定してしまうことになりかねません。だからこそ「限定」してやることが重要なのです。

究極の姿は業務の5S

——モノの5Sの次には、業務の5Sをやりなさいと言われています。その意味は？

高原　医療5Sの究極の価値とは医療安全にあります。確かに、モノの5Sで医療安全は担保できますが、それだけでは不十分です。それは、仕事の進め方そのものにミスが内在しているからです。たとえばコミュニケーションの不足、手順の間違い、伝達のミスなど、これらが元となって医療事故が発生してしまいます。医療事故のタネが業務そのものにあるのですから、モノの5Sだけで解決しようとするのはムリな話です。モノも仕事も、放っておくとドンドン増えてしまいます。定期的に整理をして減らしていかないとミスを見逃してしまう職場となってしまいます。

こうして考えてみると「モノの5S」は医療サービスの提供側、つまり医療機関の立場から見た活動です。仕事がやりやすくなる、コミュニケーションが良くなるなどは、医療機関側の成果ですね。しかし、本来は患者、医療サービスを受ける側の目で見つめるべきではないでしょうか。患者の視点で業務のあるべき姿を見直して、業務そのものを変えていく、それこそが業務の5Sであり、その視点からPDCAを回して改善につなげていくのです。

業務の5Sは、モノの5Sの完成形です。竹田綜合病院では、年間1200件もの改善提案が出されています。あるべき姿と現状とを比較して、顧客サービスの視点から5Sを実践するためにも、ぜひ業務の5Sまで進んでいってほしい。やってみると、たぶんこれまでにない大きな成果を実感できるでしょう。そしてそれが、次の糧へとつながっていくのです。

竹田綜合病院
倉庫

before

倉庫内は、このように雑然としていて何がどこにあるか、人の記憶に頼っていました

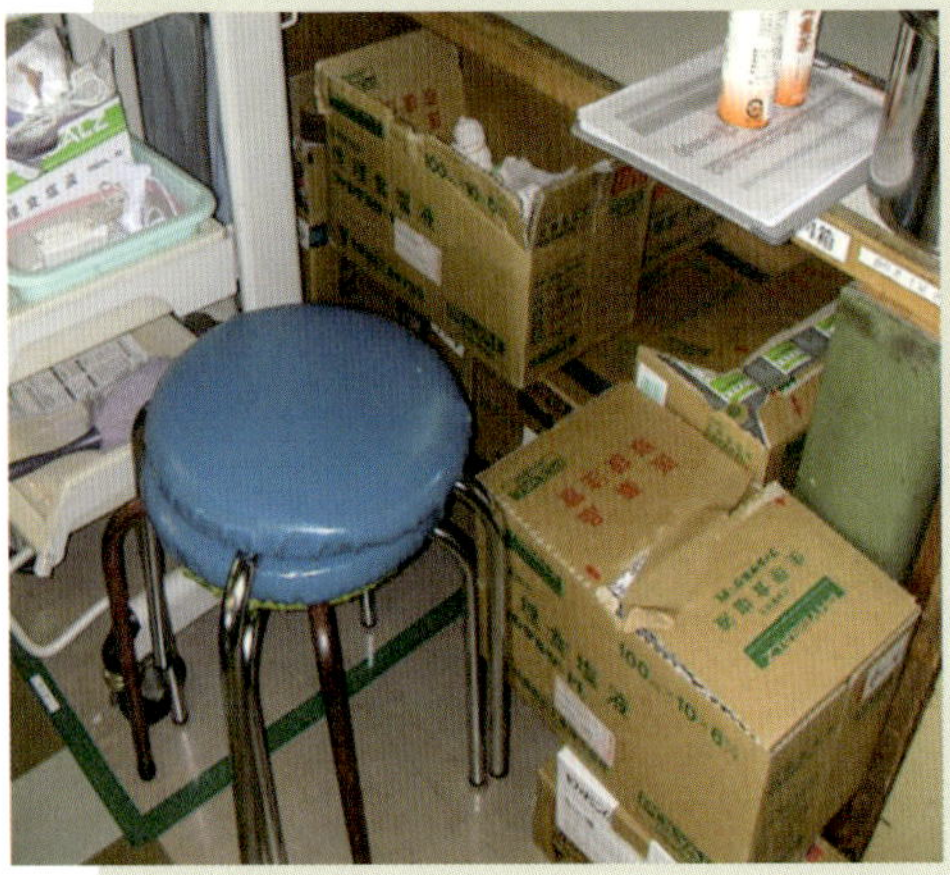

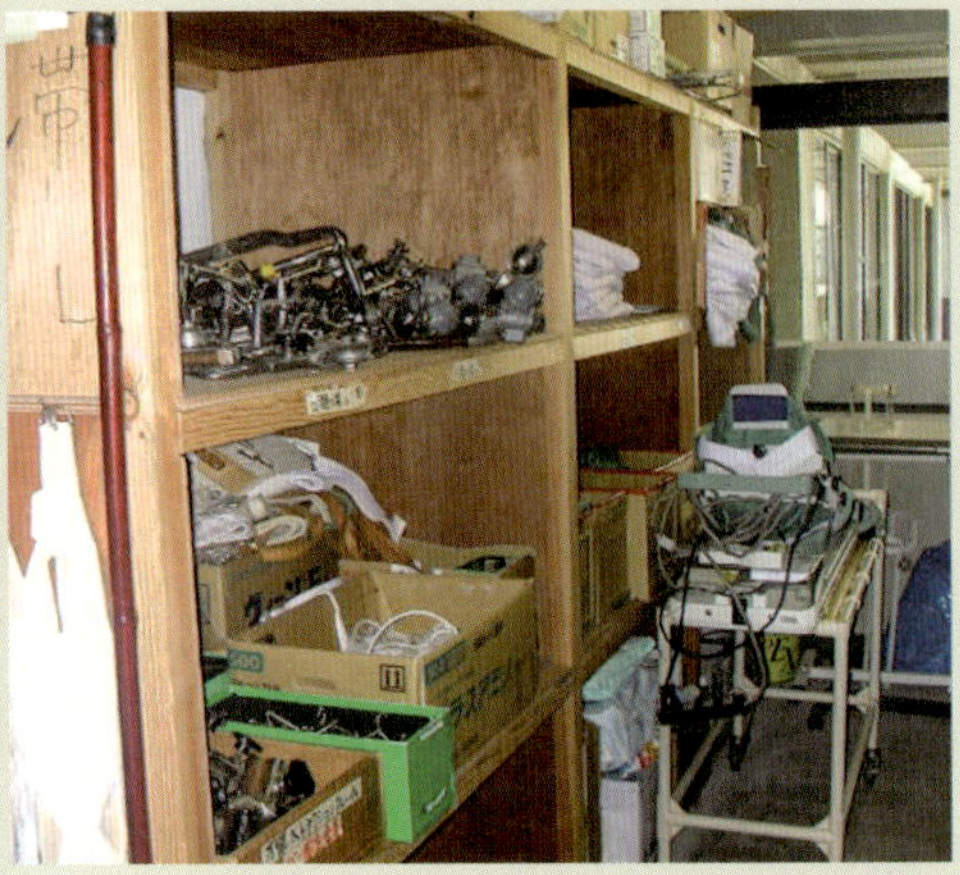

after

棚にラベルを貼って、備品の定置管理ができるようになりました

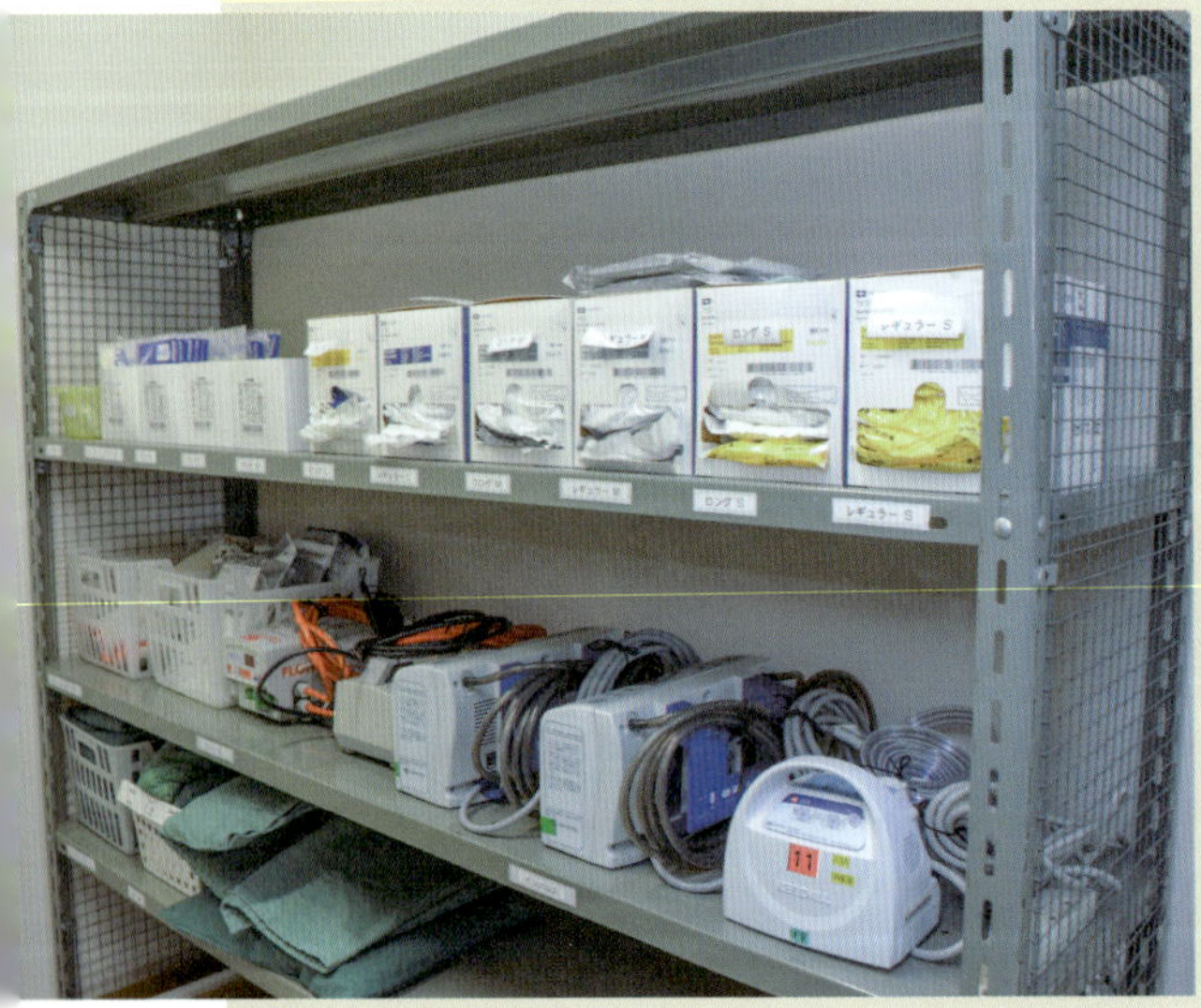

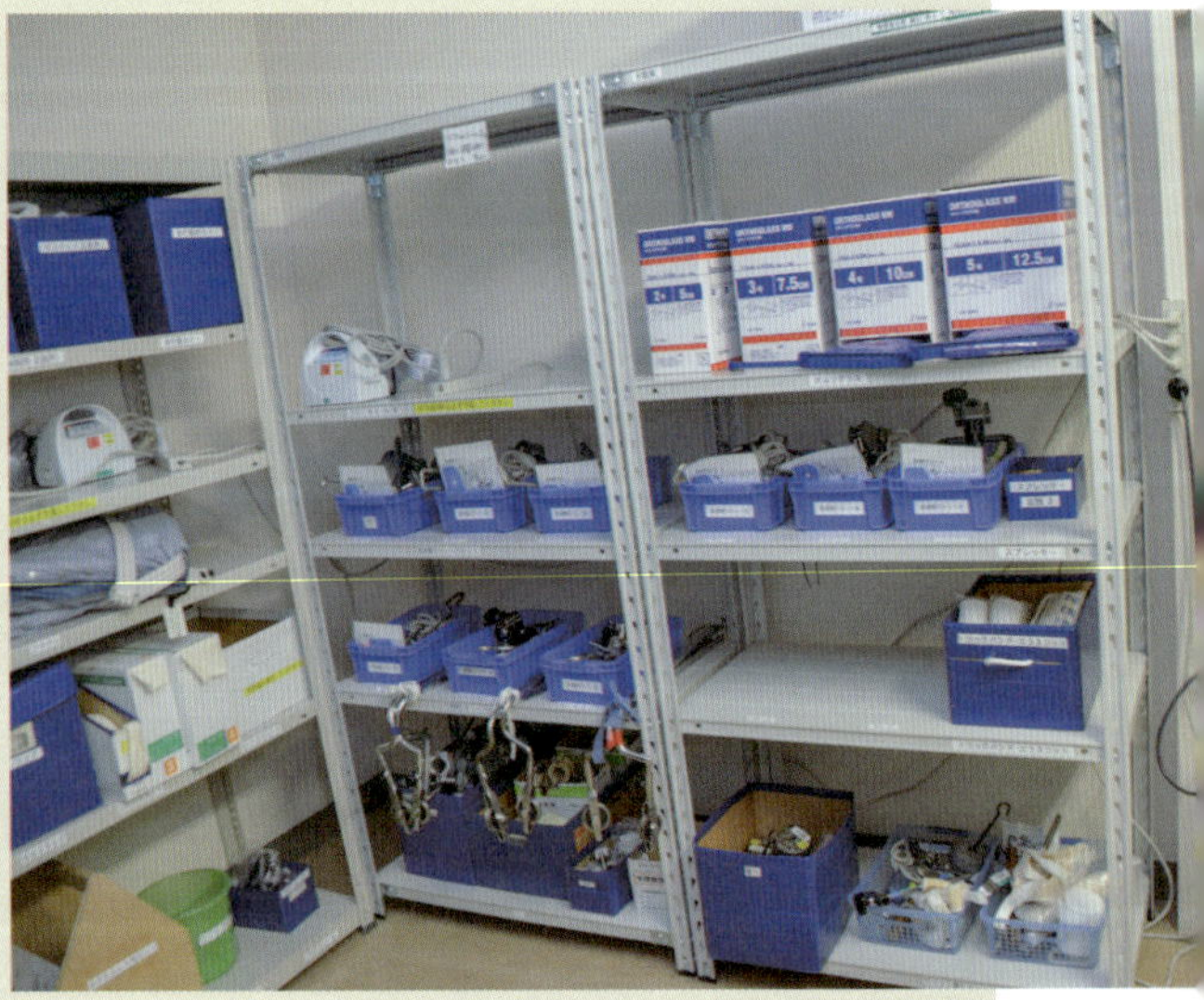

竹田綜合病院
倉庫・ナースステーション

before

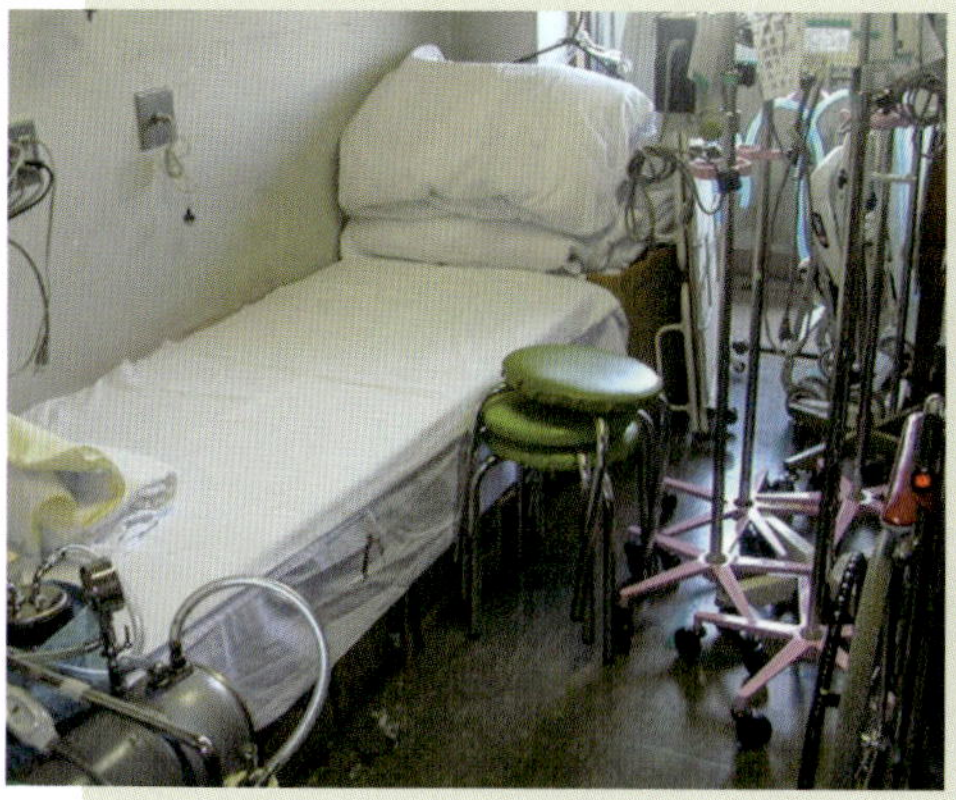

倉庫内にモノをつめこんでいました

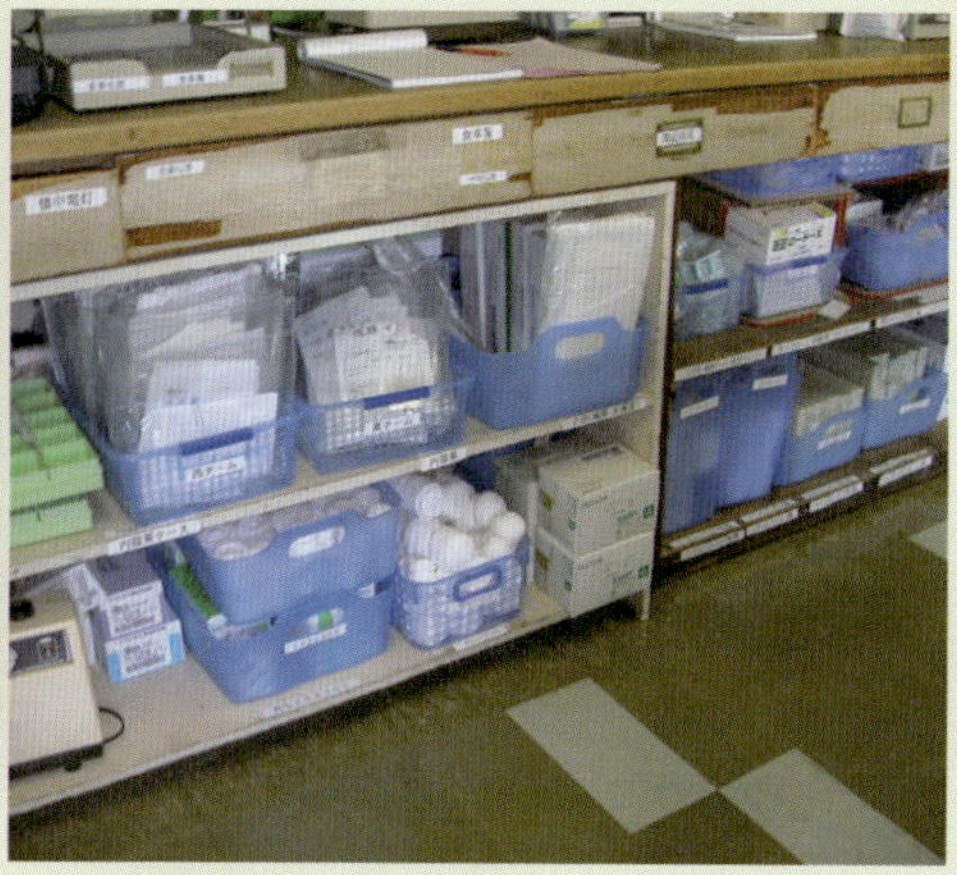

いろいろなものが統一なく
置かれていました

after

松葉杖はサイズごとに区分けし、容器に入れました

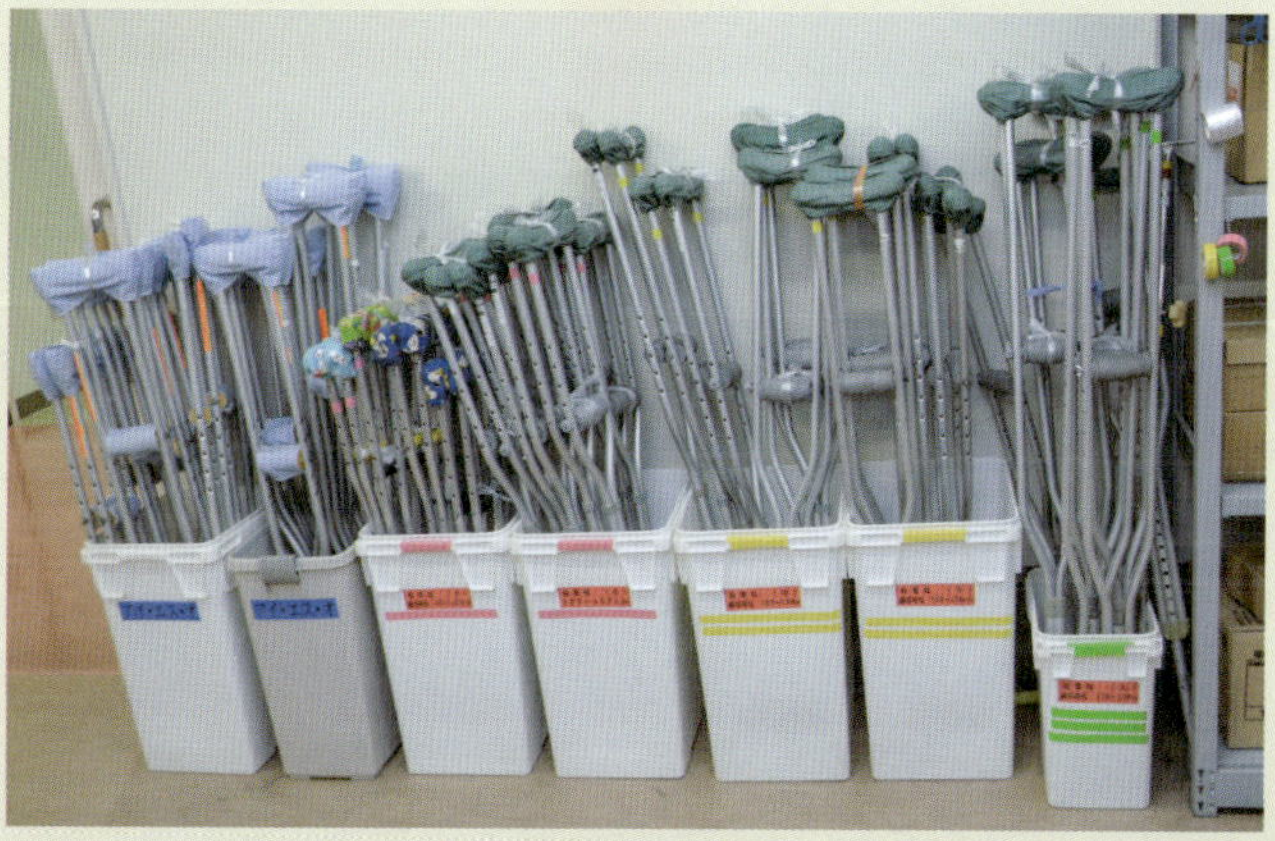

倉庫内は棚を利用して表示・定数化し、物品管理がしやすくなりました

ナースステーション内も置き方を工夫してスッキリしました

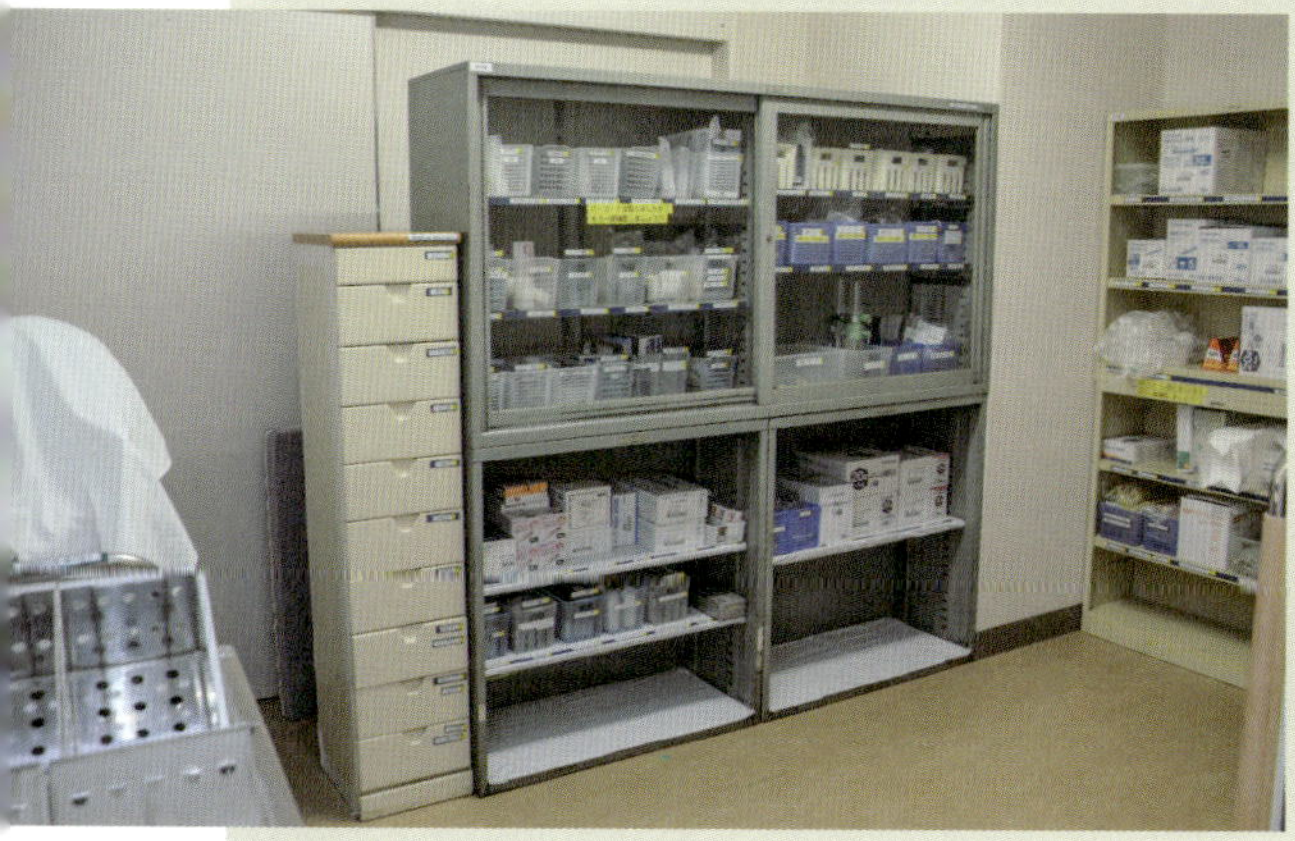

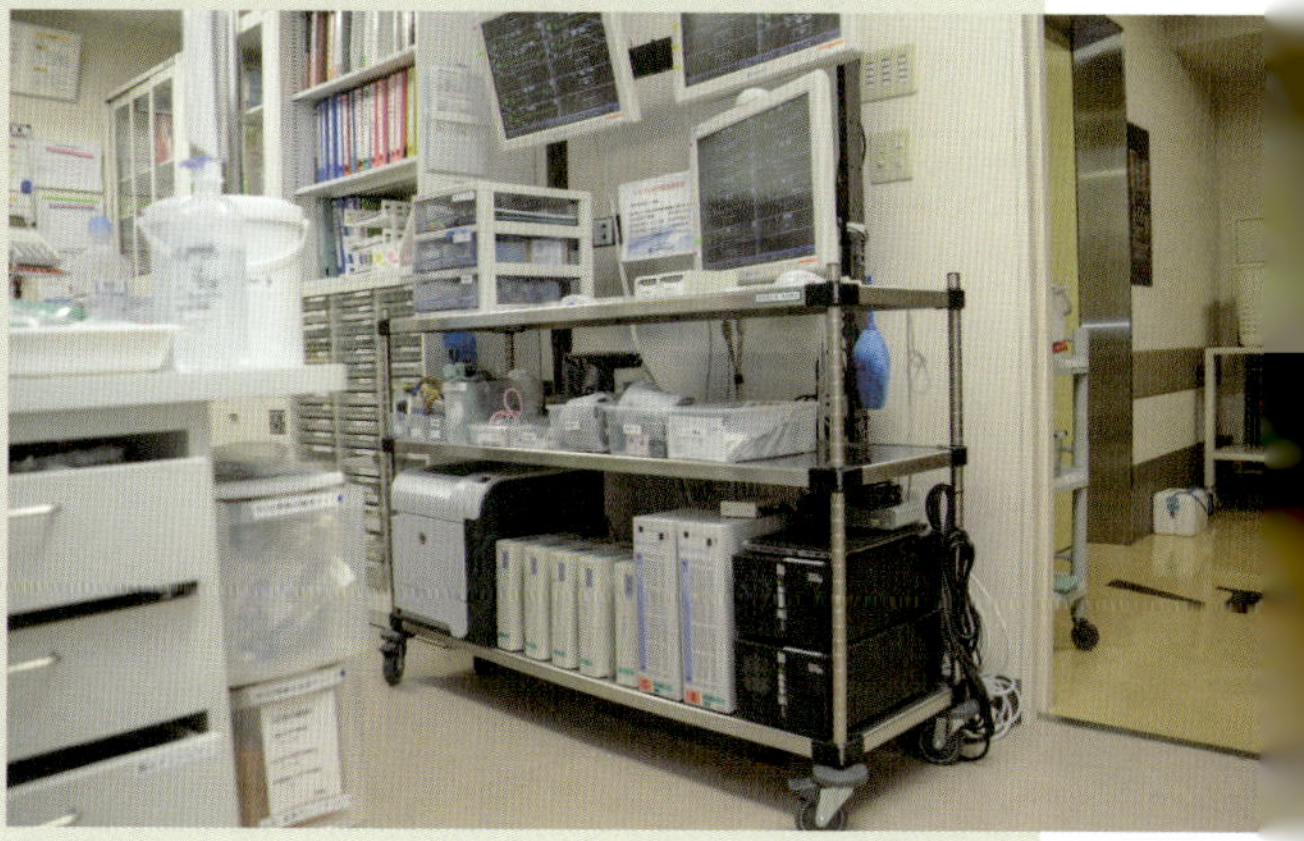

つくばセントラル病院
薬剤部

before

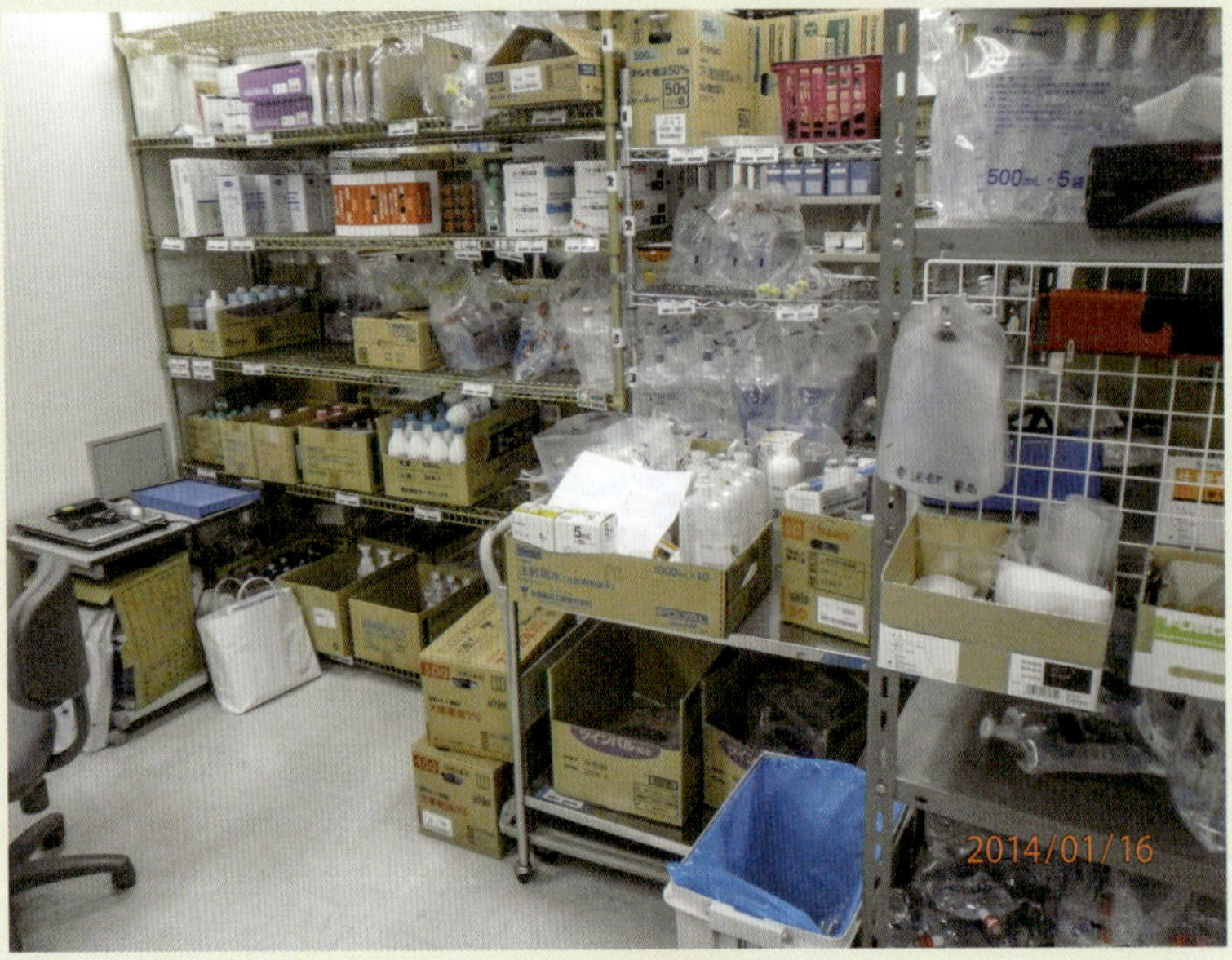

輸液類の保管棚が乱雑で、配置も明確に決まっていませんでした

after

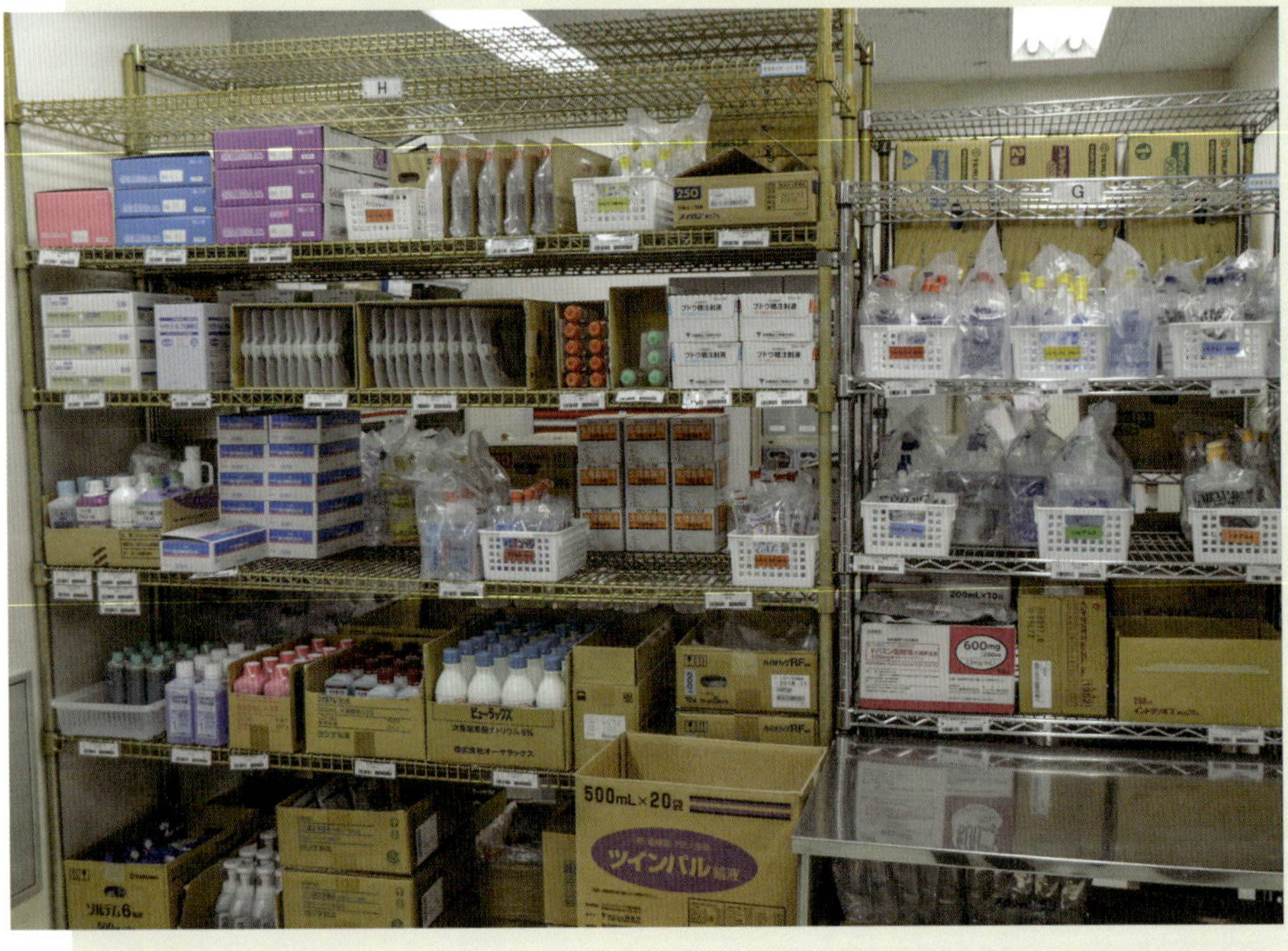

・包装を開封した輸液は、ケースに収納しました
・ケースには輸液キャップの色に合わせた薬品名を表示しました
・ダンボール入りの薬剤は、見てわかるようにダンボールをカットしました

つくばセントラル病院
生理機能検査室

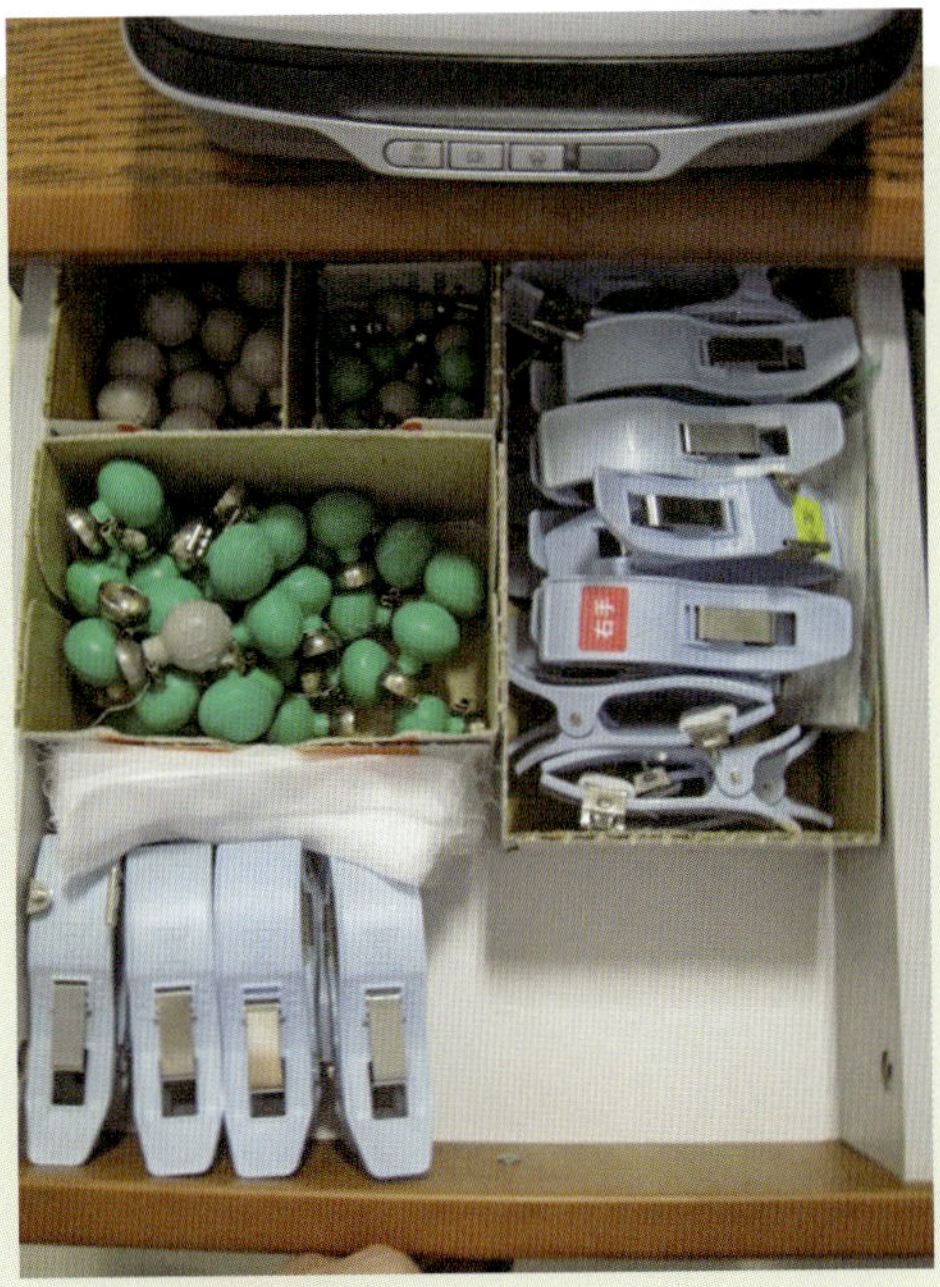

before

心電計の電極などは、引出し内に乱雑に保管していたので、必要数を数えながら取り出していました

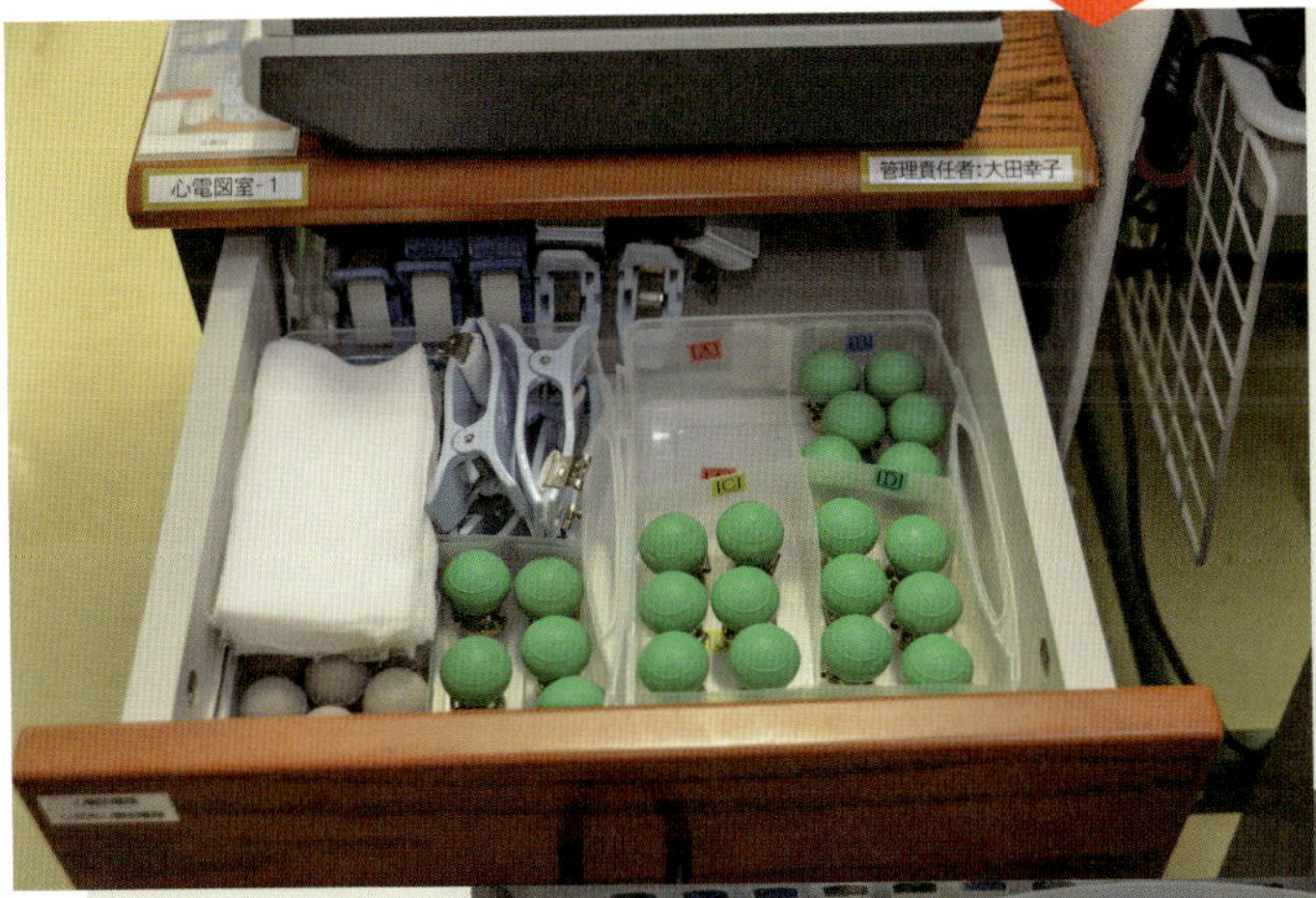

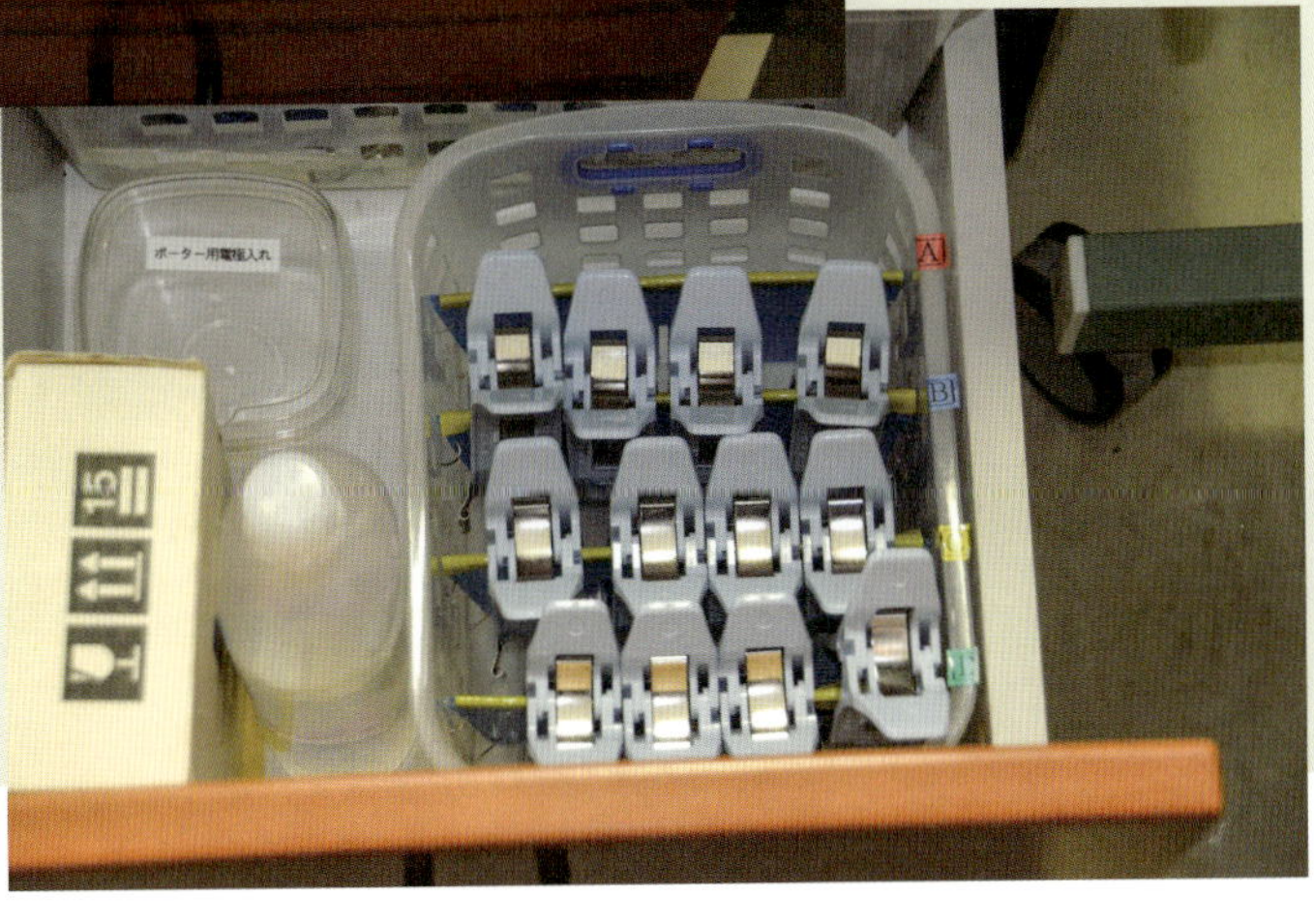

after

不要となったプラスチックケースなどを使って、引出し内に仕切りを設けて整理しました。電極は使用する数ごとに収納されていて、A、B、Cと貼ったラベルが対応しています

東京医科歯科大学・歯学部附属病院
歯科衛生保健部

before

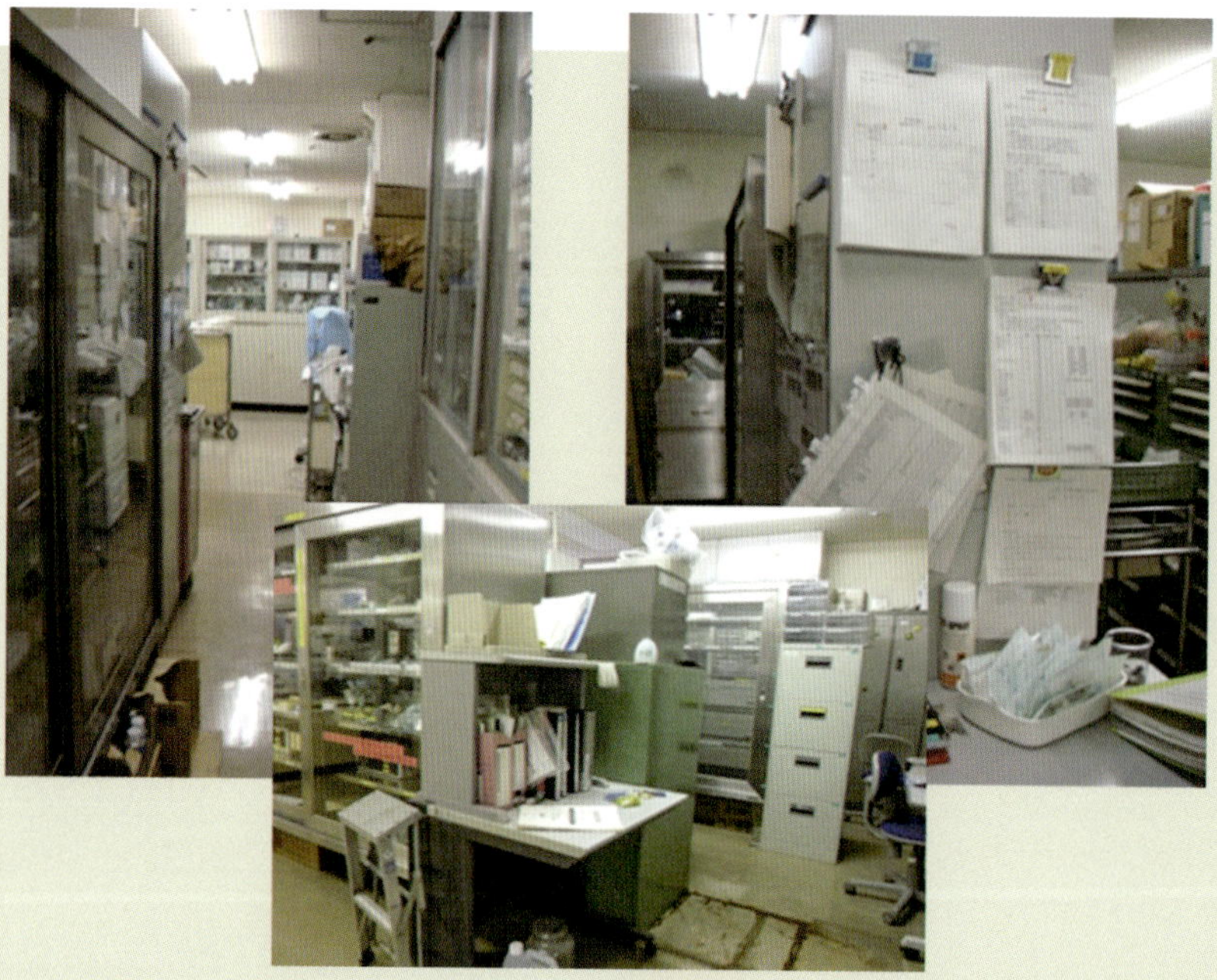

歯科材料の保管庫は、このように雑然としていて、何がどこにあるか、人の記憶に頼っていました

after

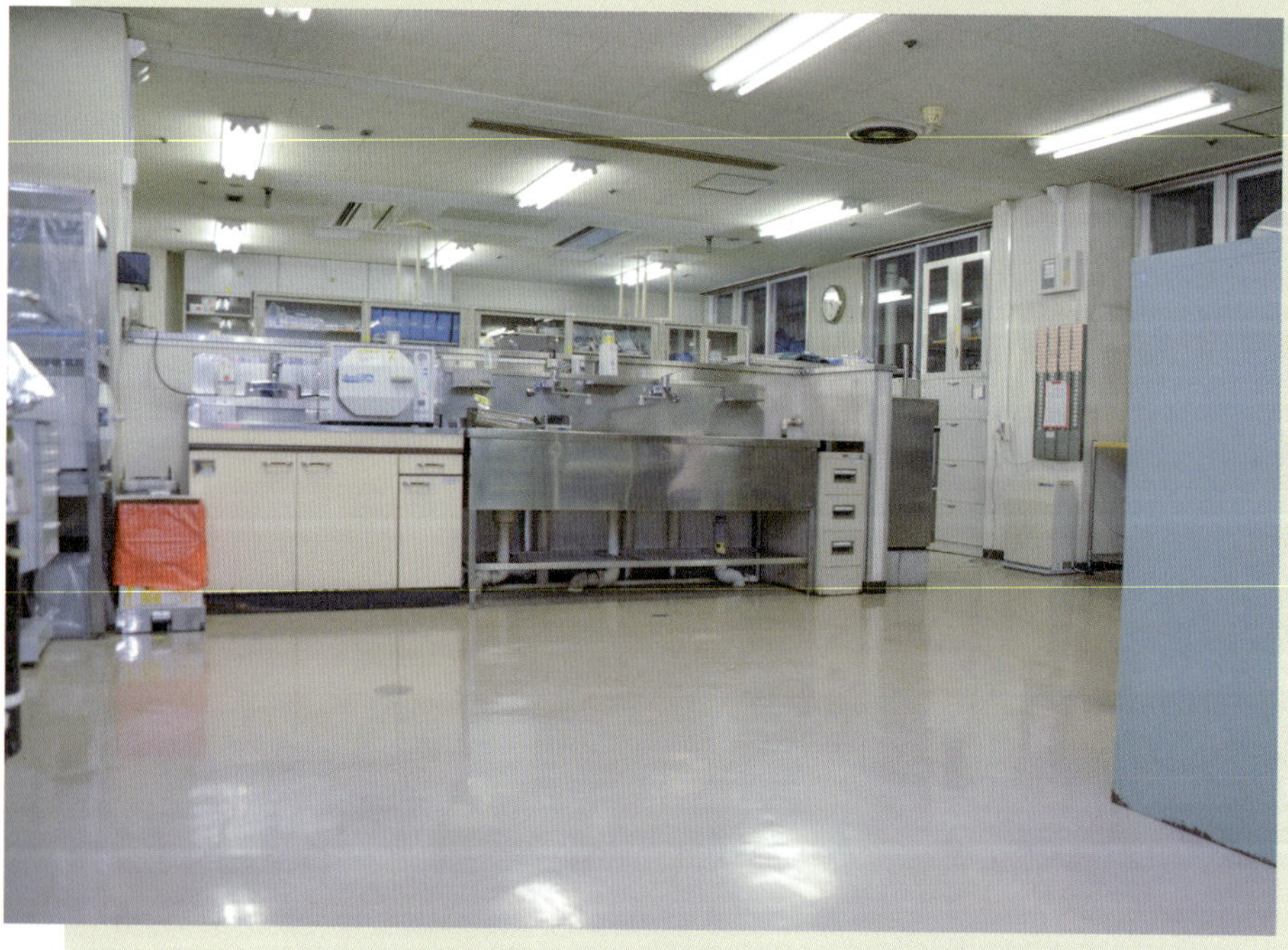

この広いスペースは、保管庫の5Sを実施した結果です。この広いスペースを生み出すことができました

東京医科歯科大学・歯学部附属病院
矯正歯科外来

before

必要なプライヤーを取り出すのに苦労していました

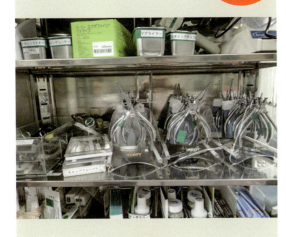

after

種類別に整理して、診療室ごとに色分けしました。必要なプライヤーが取り出しやすくなり、紛失なども減り、管理がしやすくなりました

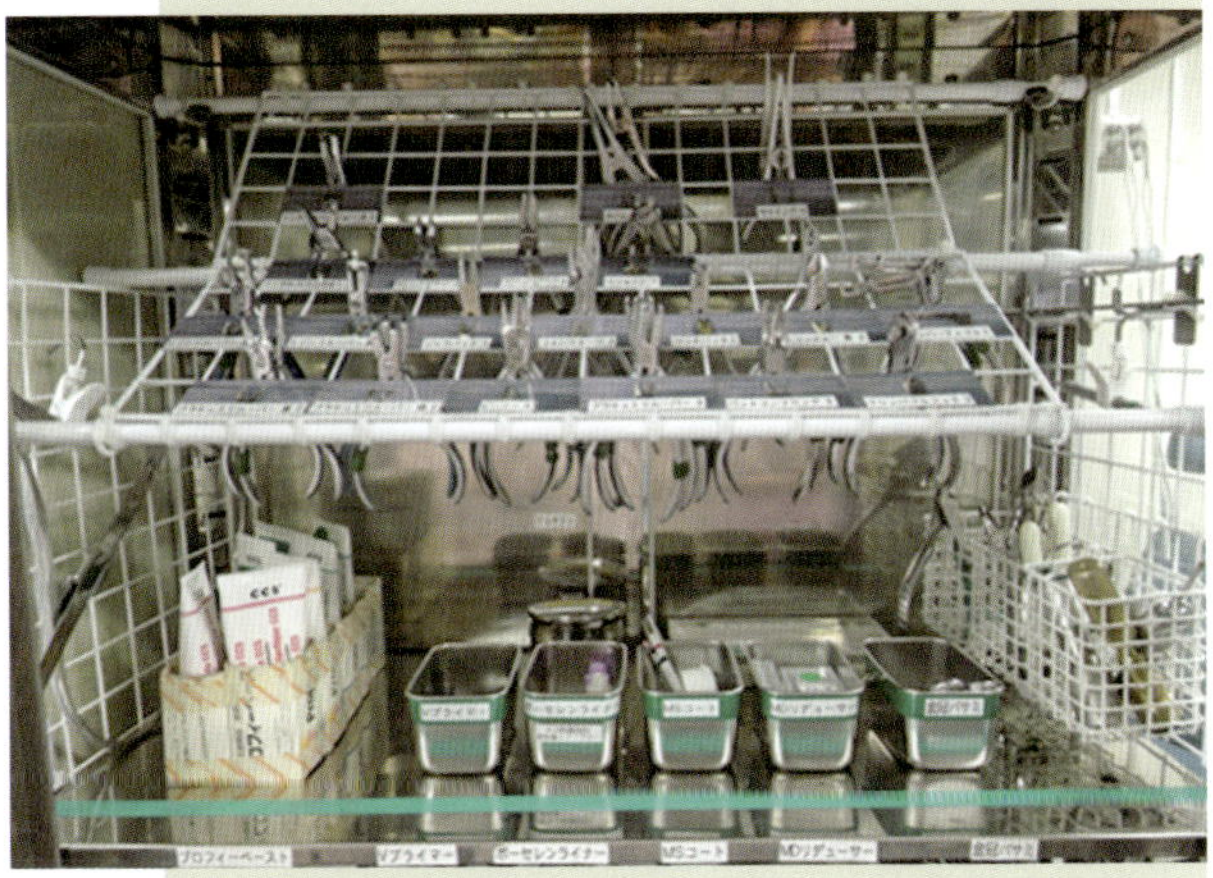

before

グローブの箱が乱雑に置かれていました

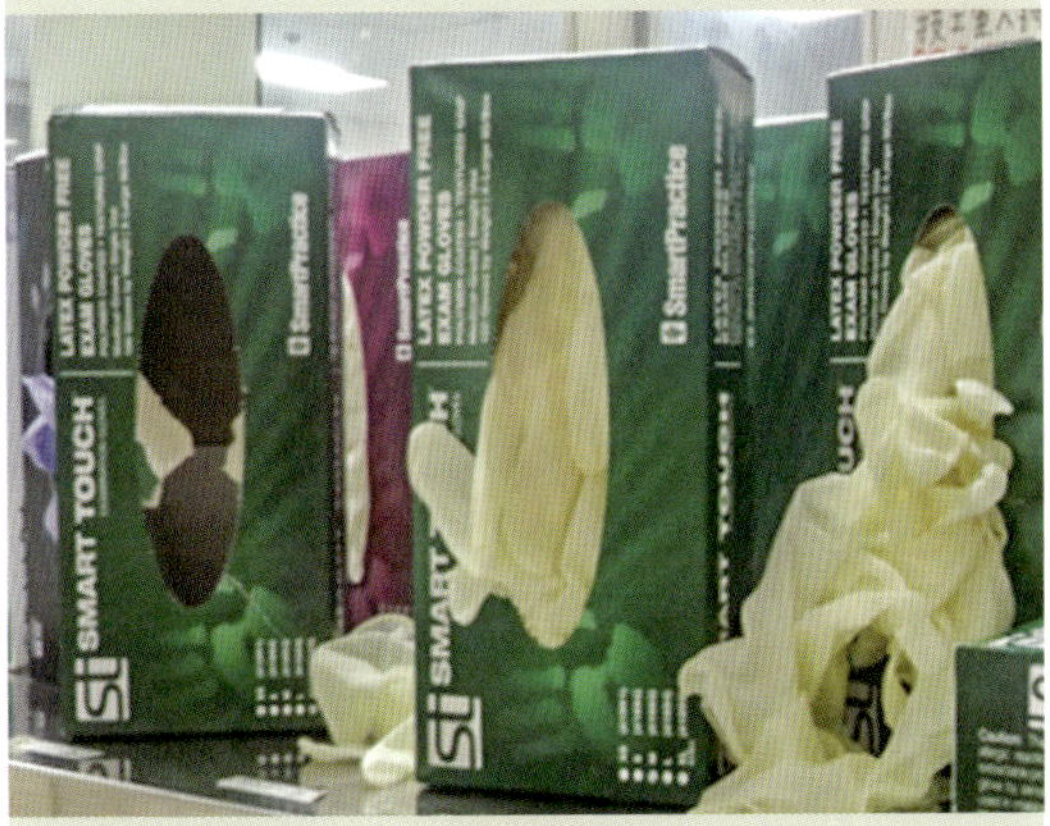

after

ワイヤーネットで仕切ることで整理整頓が自然と行えるようになり、種類・サイズが一目瞭然で取り出しやすく、中身が必要以上に出ず、清潔を維持できるようになりました

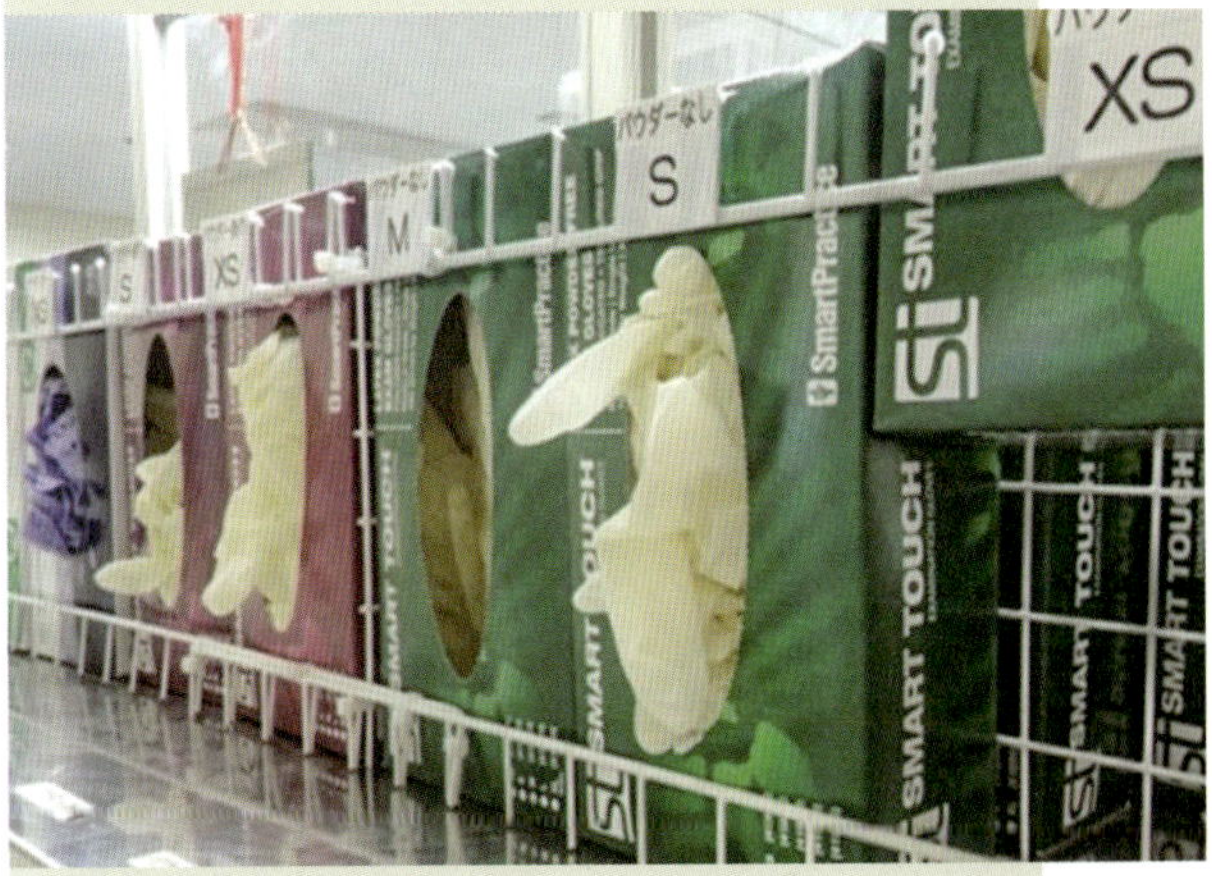

広島市医師会
臨床検査センター
病理係共通備品スペース

before

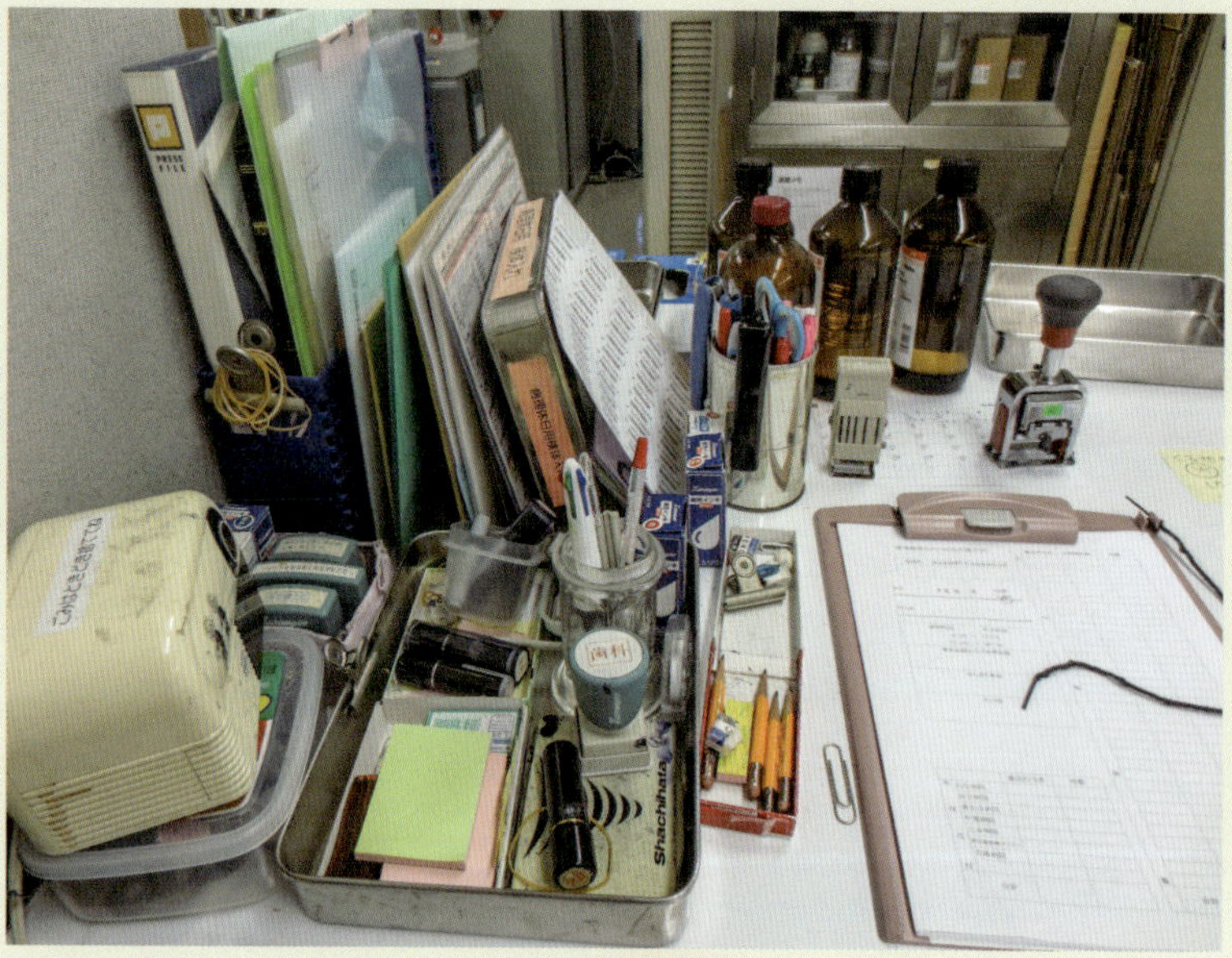

受付台には、筆記用具が必要以上にたくさんあり、付箋やハンコなどが無造作に置かれていました

after

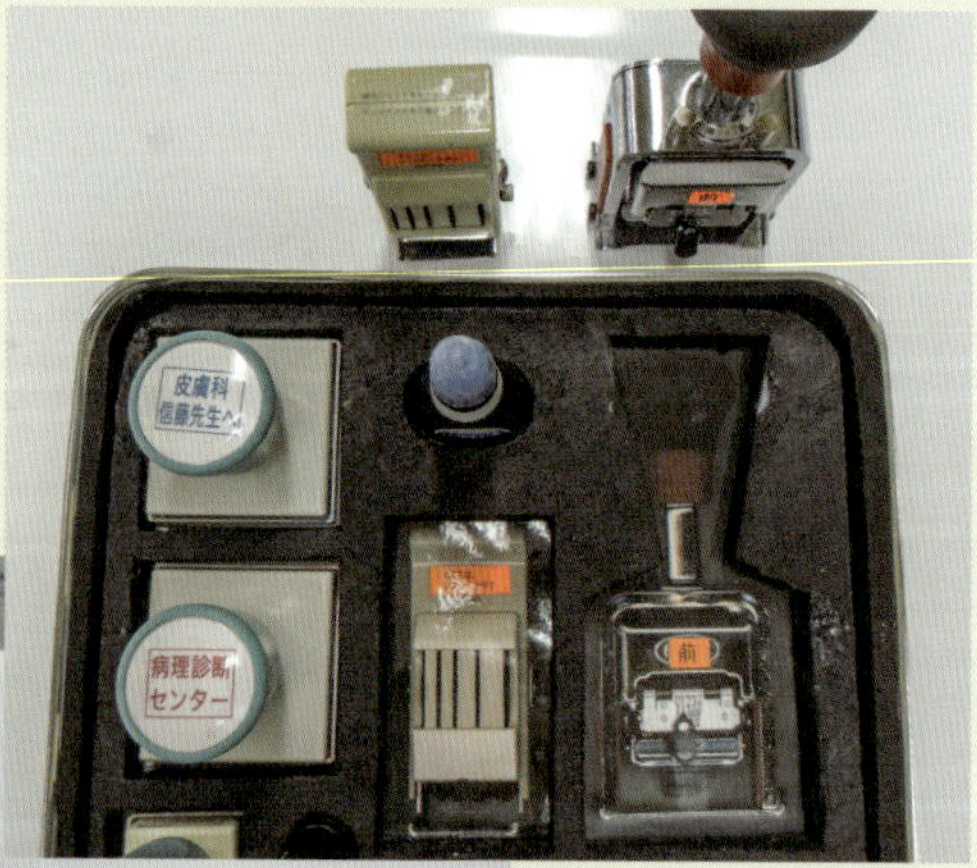

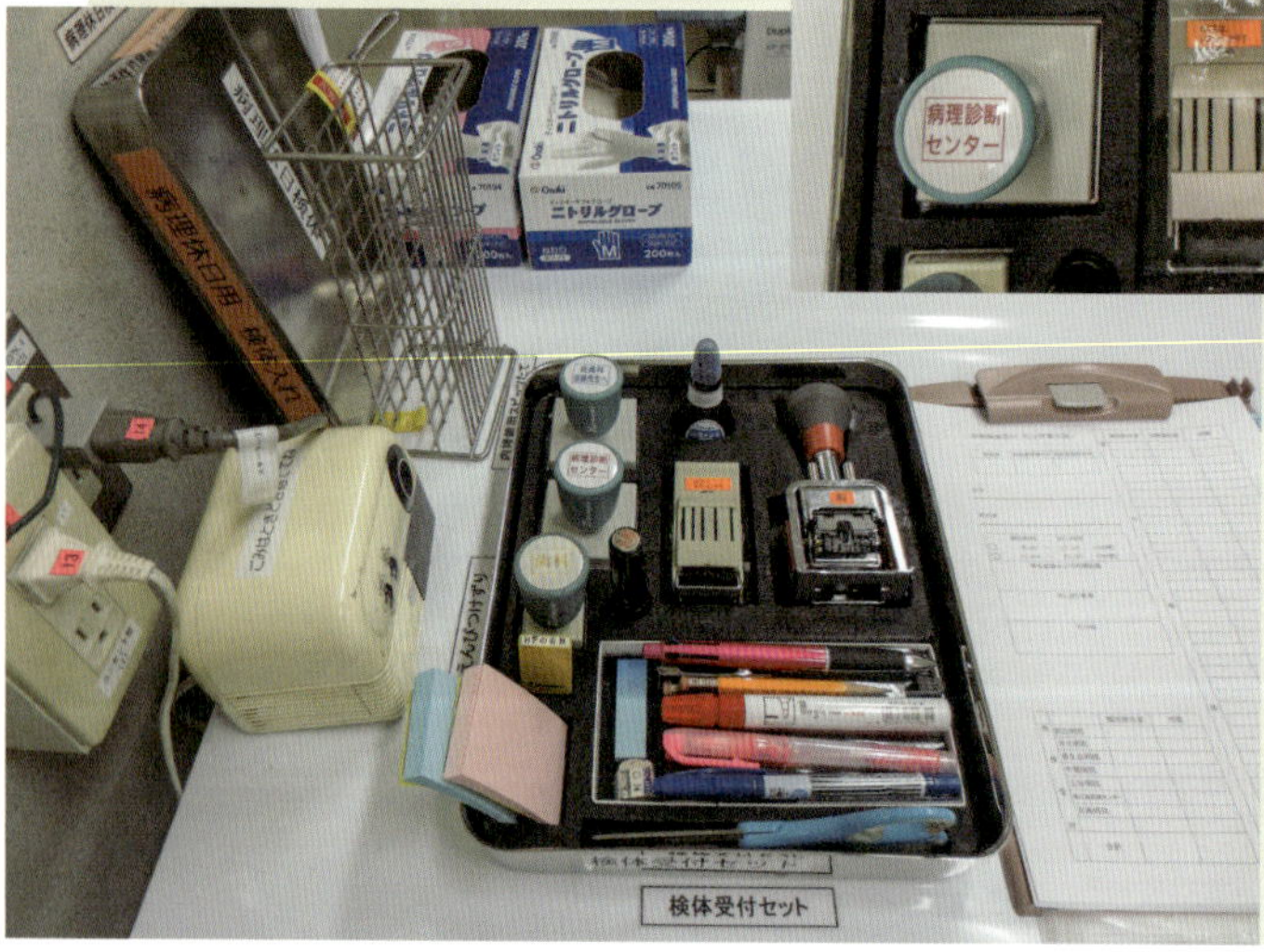

必要なものだけを厳選して、それぞれ取り出しやすい配置にしました。姿置きの下の部分には写真を貼り付けているので、戻す場所がひと目でわかります

広島市医師会
臨床検査センター
先天性代謝異常係共通備品スペース

before

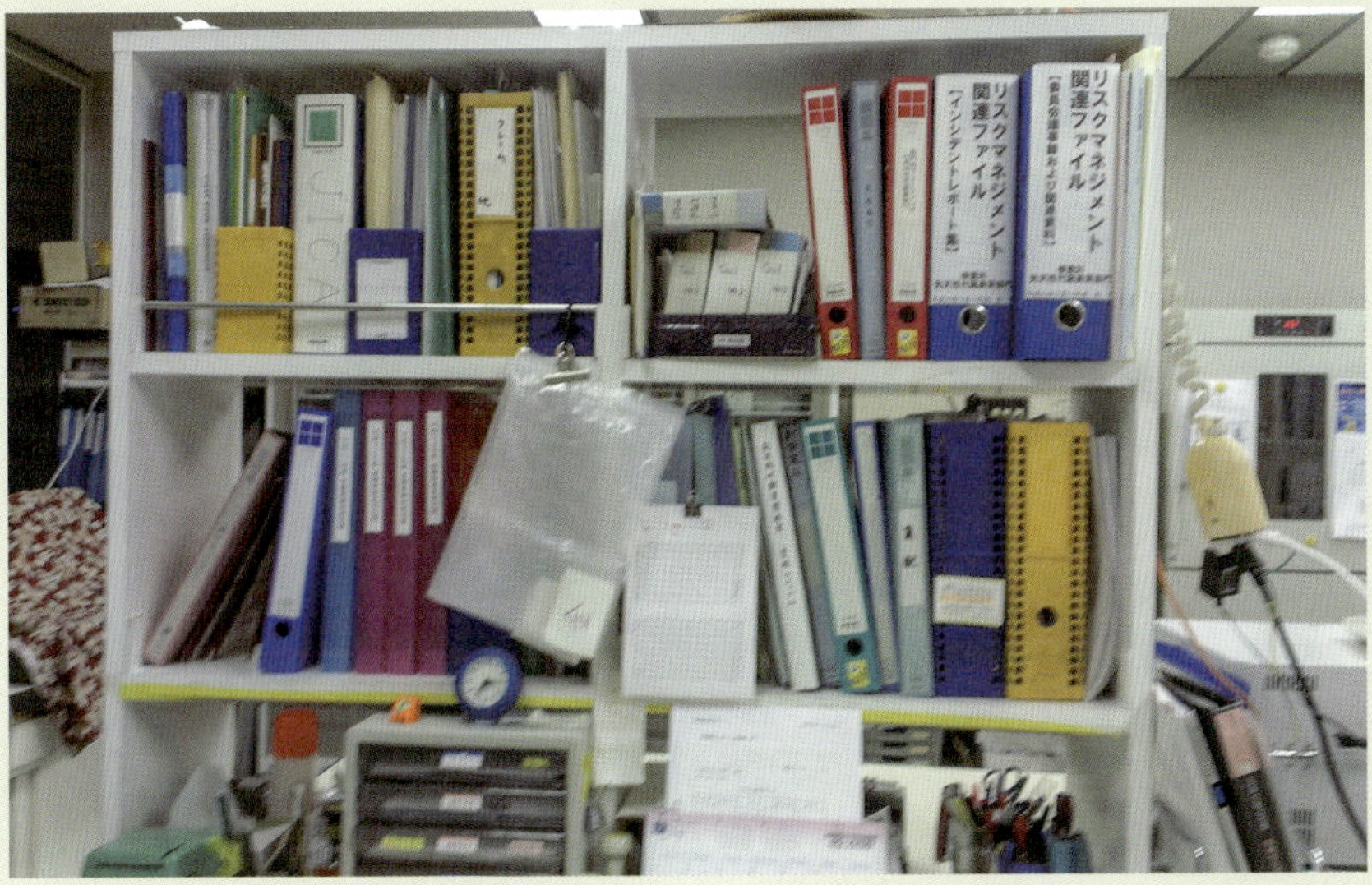

ファイル表示がバラバラで、戻す場所も決まっていなかったので、探すムダが発生していました

after

種類ごとにファイルを色分けして、番号を割り振りました。棚にも同じ番号を表示して、ファイルと置き場を1対1にして、戻す場所を固定しました

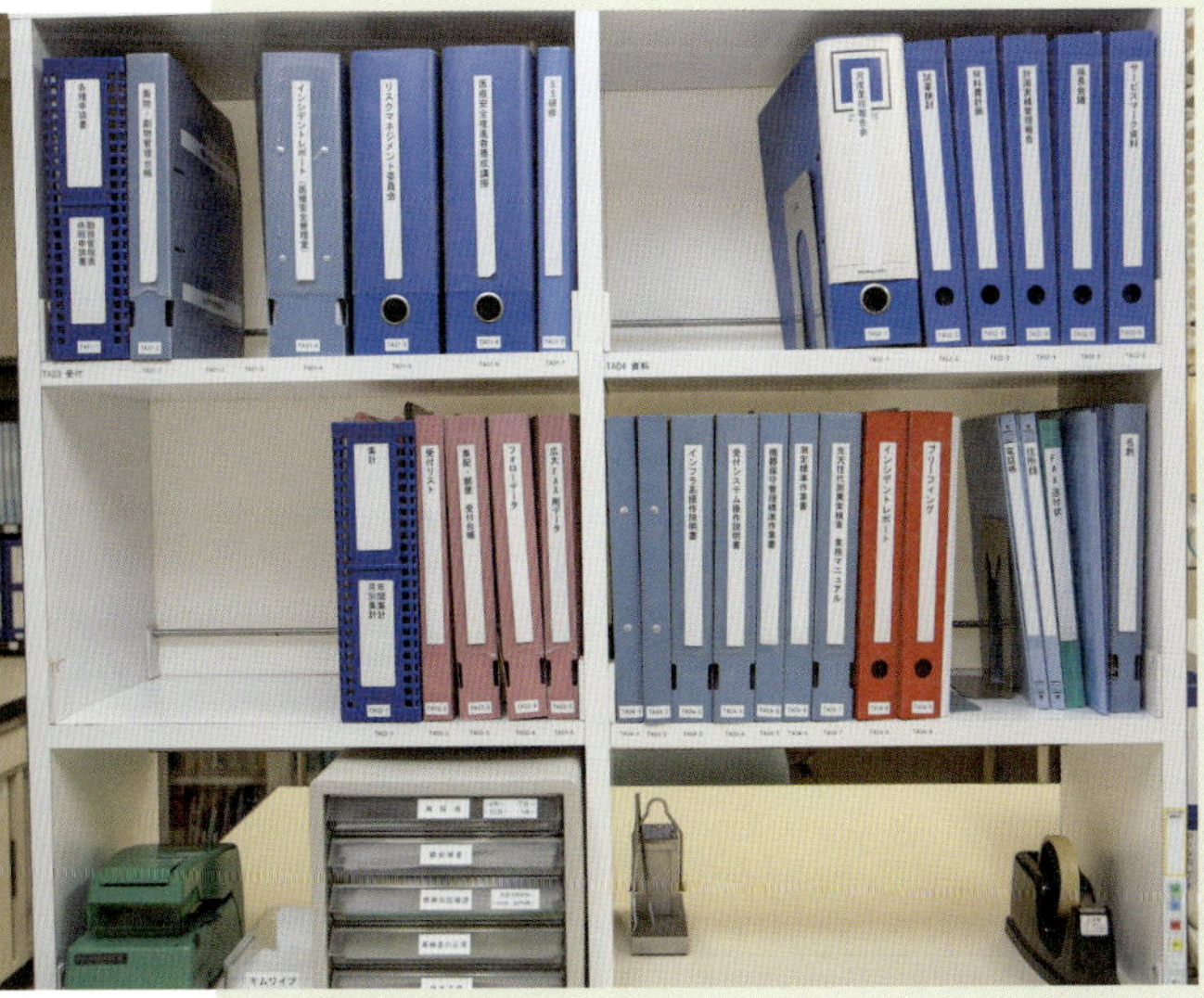

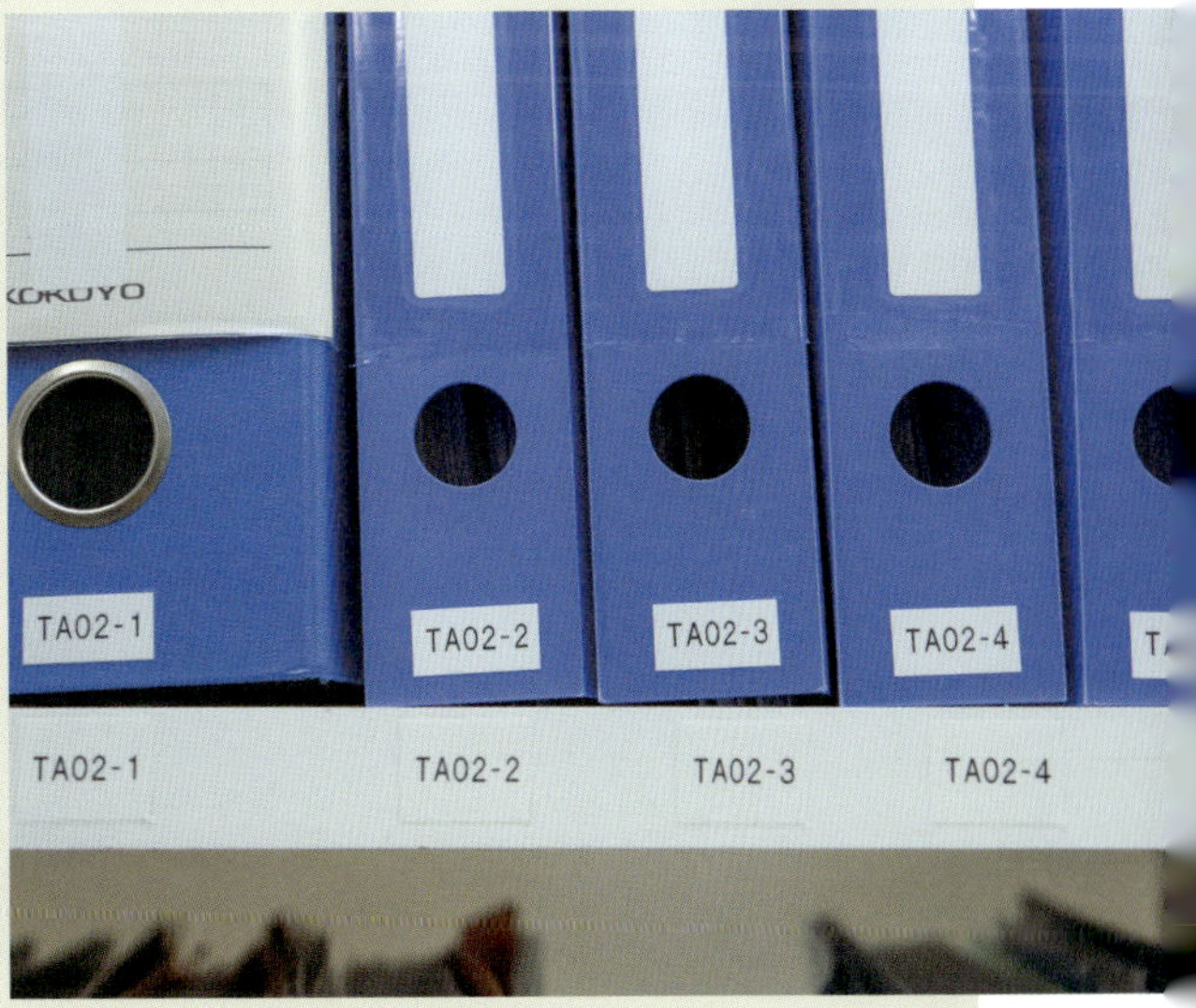

栃木県済生会宇都宮病院
病理検査課
試薬棚

before

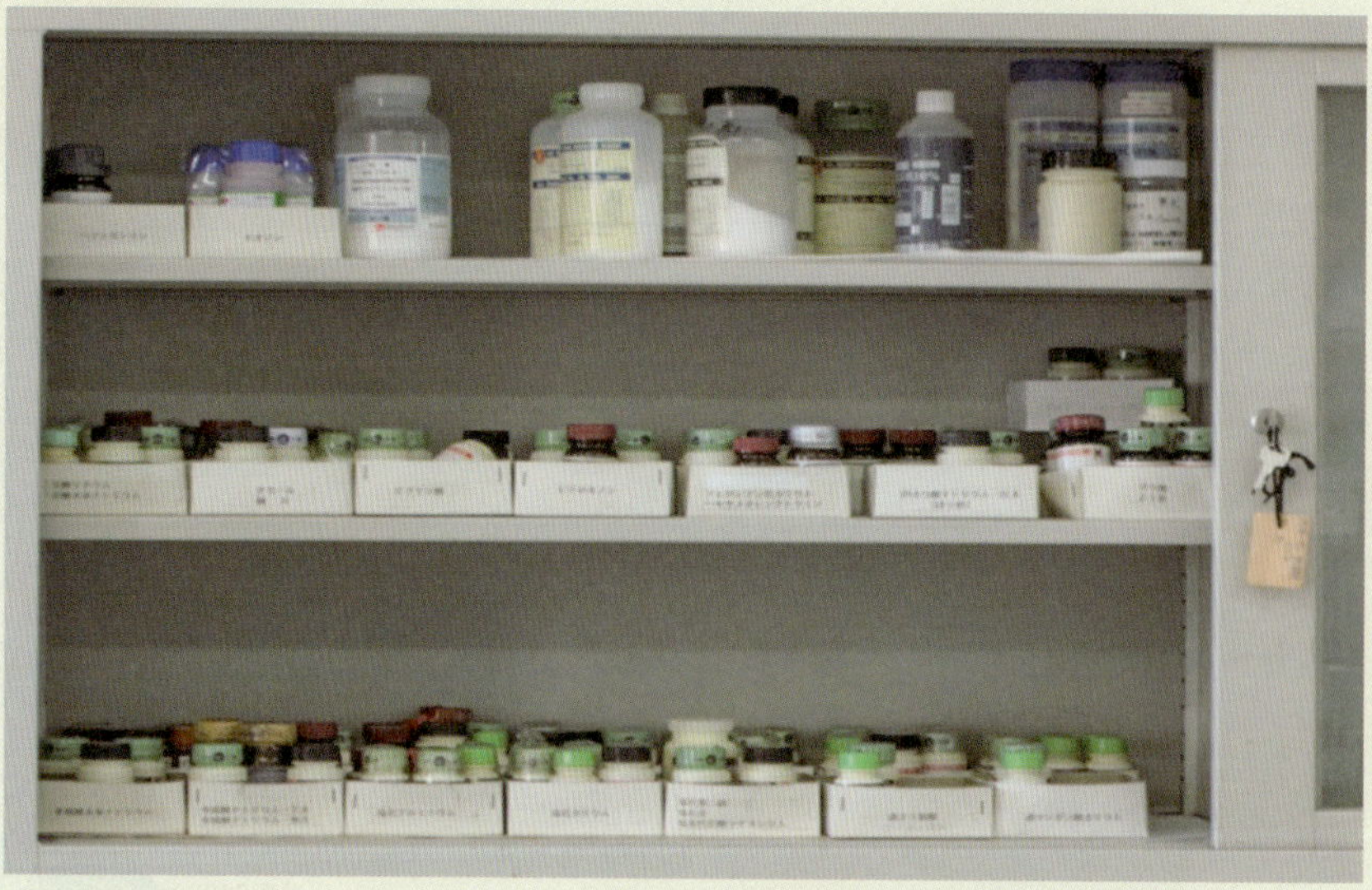

試薬棚は、このように雑然としていて何がどこにあるか、人の記憶に頼っていました

after

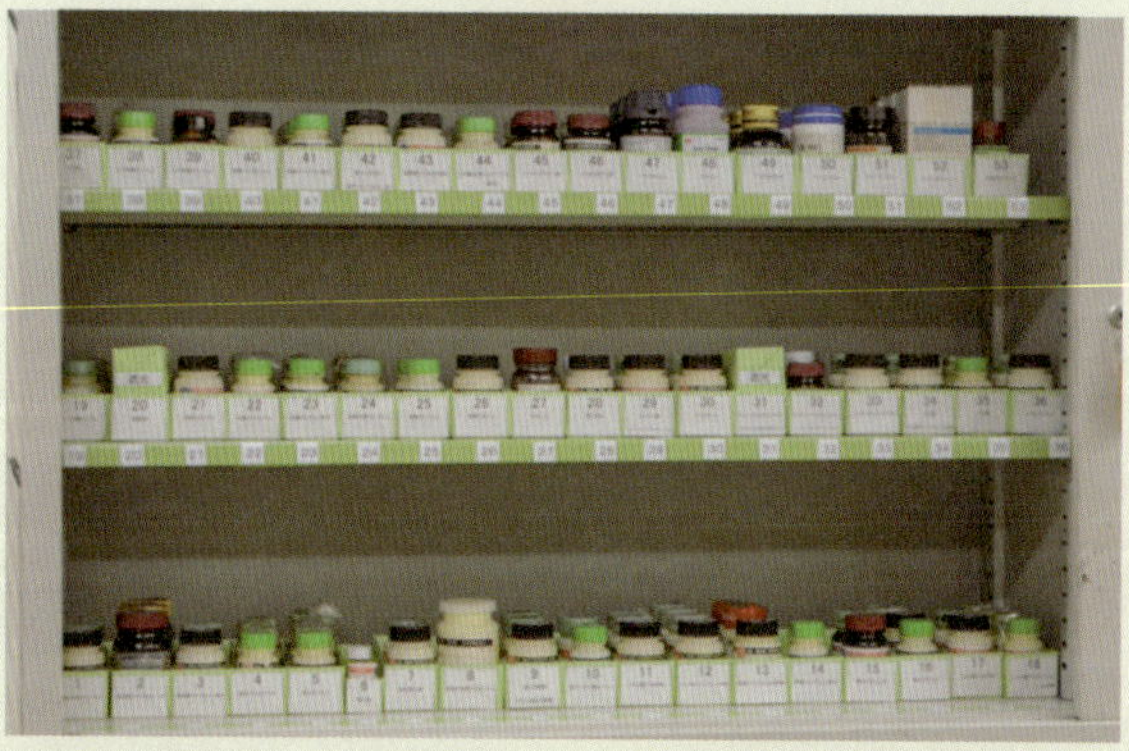

試薬を種類ごとに分けて、手づくりの箱に入れました

試薬名を明記して、それぞれの在庫定数を決めて表示しました

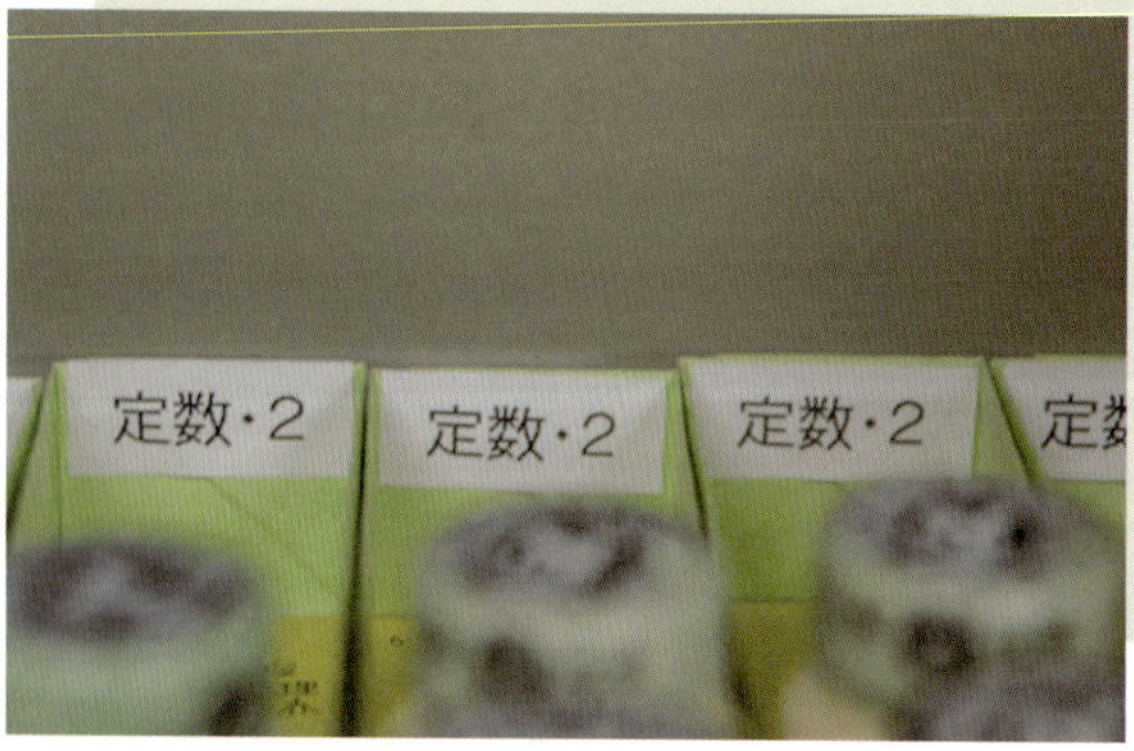

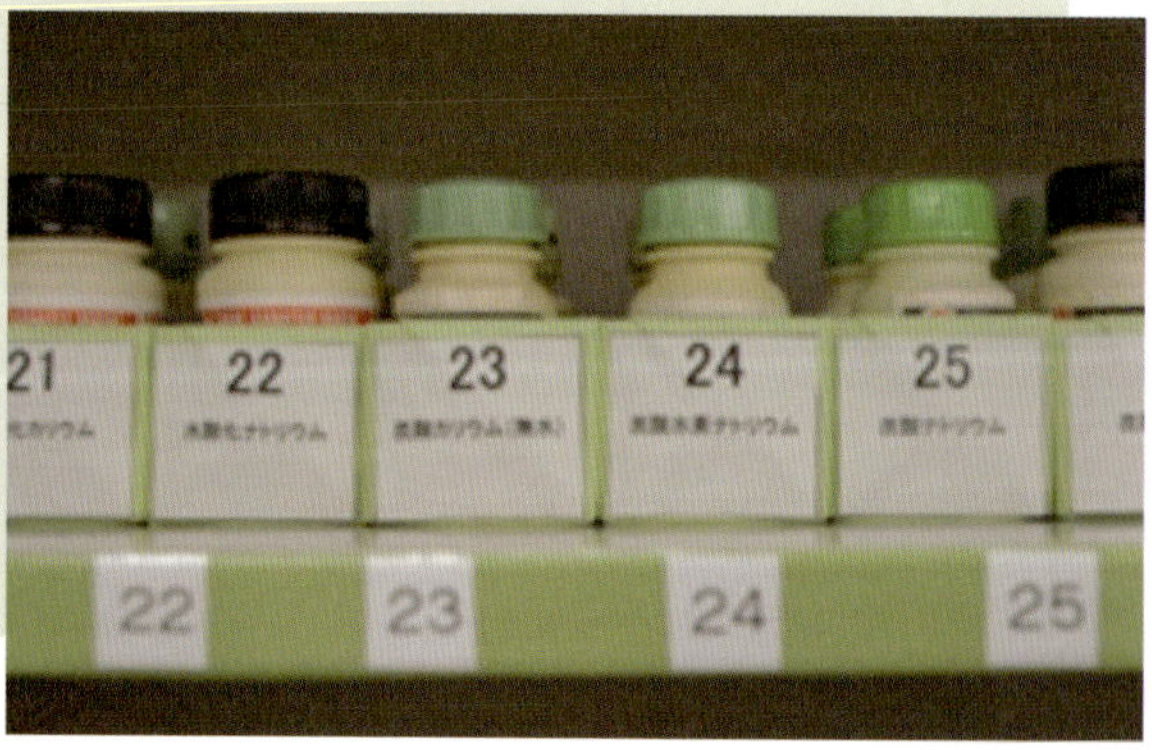

栃木県済生会宇都宮病院
医療栄養科
食品庫・器具庫

before

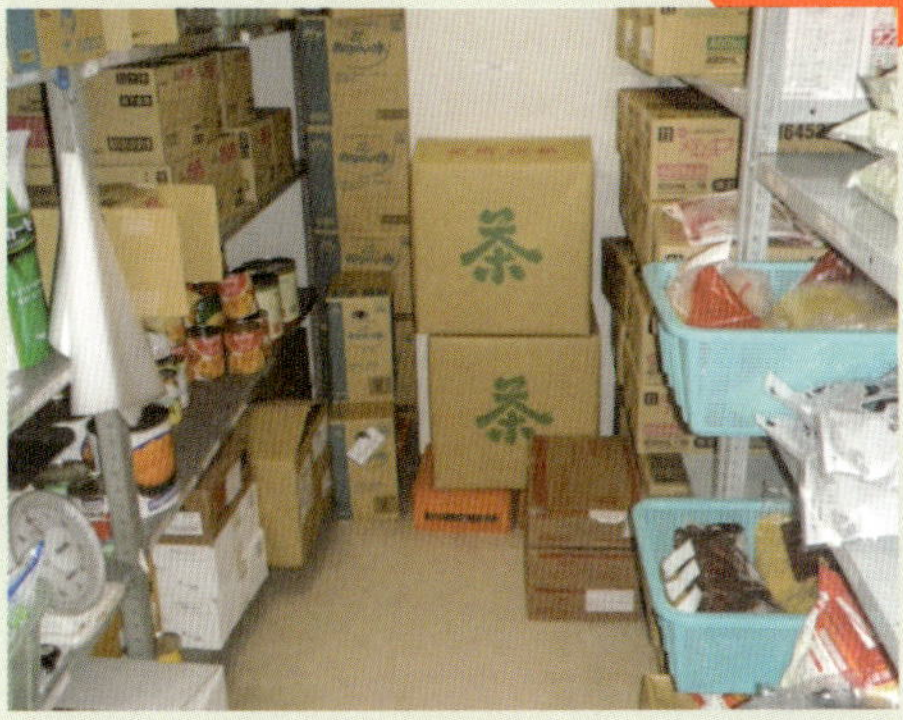

after

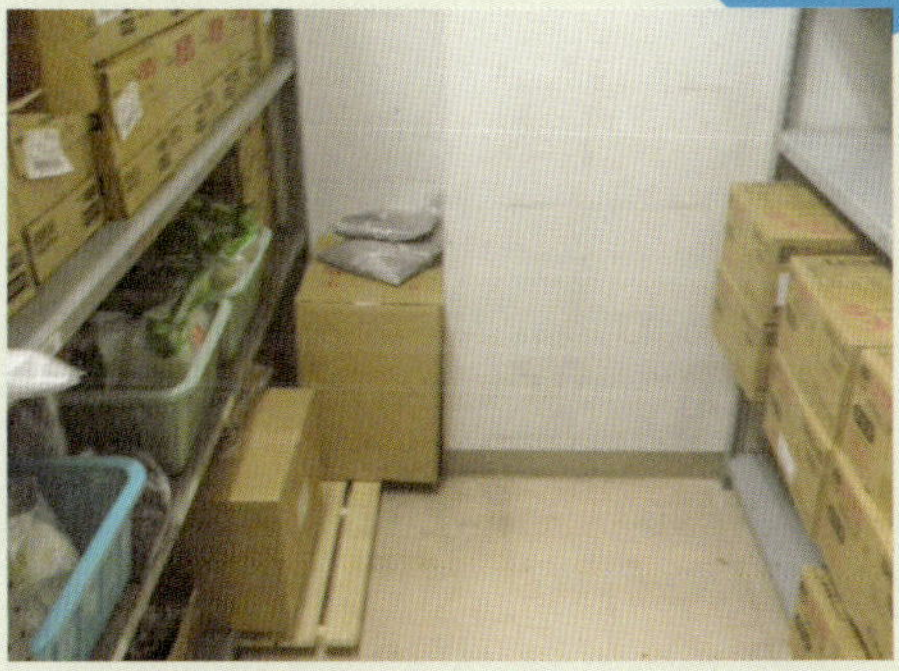

発注方法の見直しを行ったことによって、在庫数量が激減しました

責任の所在をはっきりさせるために、担当者名を明記しました

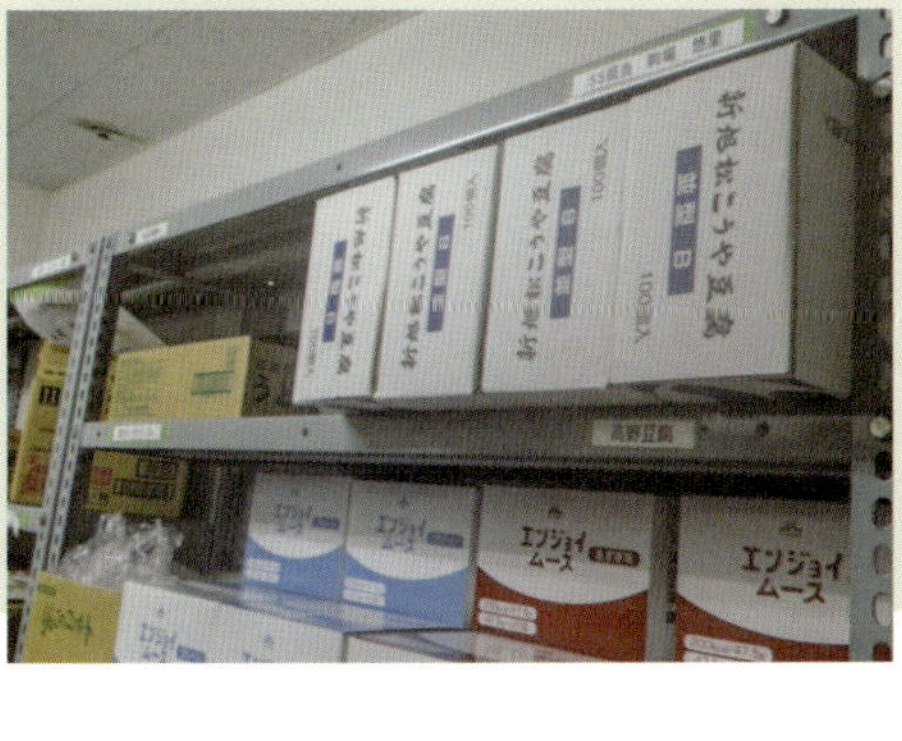

before

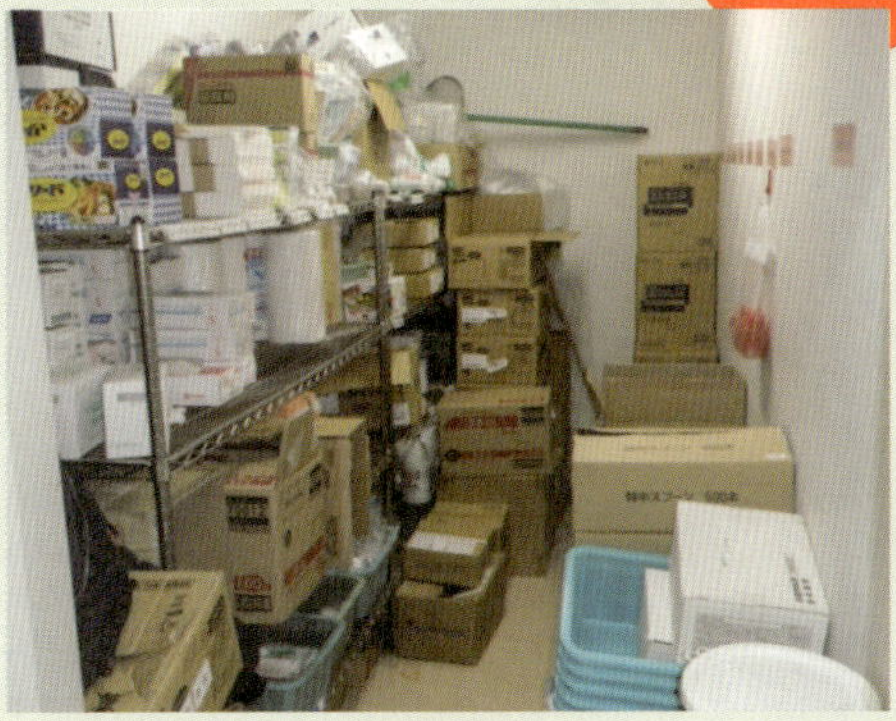

after

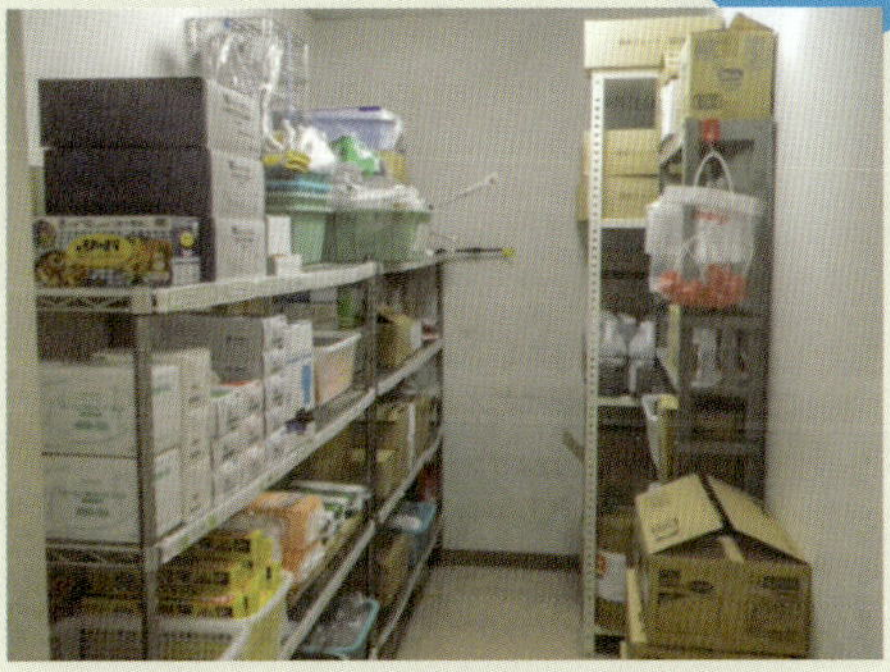

整理・整頓をする際に、棚を活用して直置きをなくしました

保管している物品は、棚の高さの分だけ宙に浮いています

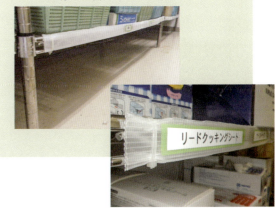

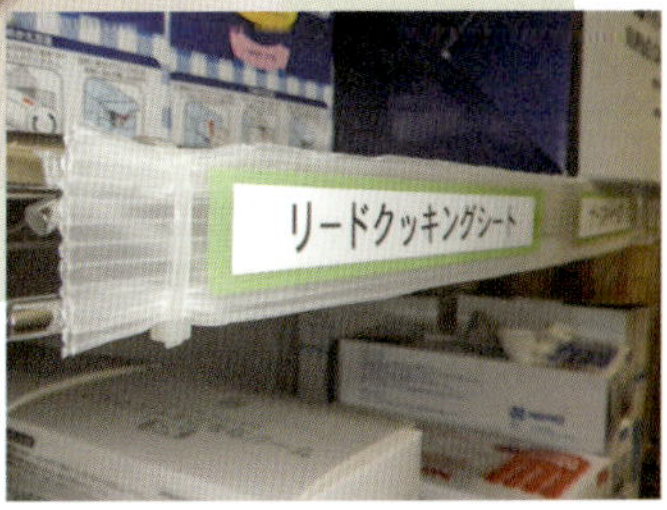

医療現場の5S活用ブック

目次

職場の5S

私たちのアイデア・裏技集

5Sを定着化させるには

5Sの本質は業務の5S

業務改善課題抽出シート作成マニュアル

5S度を自己採点

道具にこだわる

いま
医療現場が
危ない
CAUTION

1

医療現場のヒヤリ・ハットの実態

医療現場のヒヤリ・ハットは、その原因のほとんどがヒューマンエラーだといわれています。人のうっかりミスやカン違いをなくして、ミス・事故のない職場をつくるには、製造現場から生まれた５Ｓが有効です。

ヒヤリ・ハットの実態

日本医療機能評価機構が発表した「医療事故情報収集等事業」の第40回報告書によると、２０１４年10～12月に報告された医療事故は７５５件、ヒヤリ・ハット事例は７８１３件となっています。また、医療事故のうち65件（８・６％）の患者が死亡、80件（10・６％）は患者に障害が残る可能性が高いと報告されています。

事故の発生要因（複数回答）に注目すると、医療従事者・当事者の「確認の怠り」13・９％、「観察の怠り」10・７％、「判断の誤り」10・０％などが多くなっています。ただし、患者に事故の原因があると判断される事故も11・９％あります。これは、さまざまな視点からの幅広い対策が必要だということを端的に示しています。

さらに報告書では、医療事故の再発防止に向けた分析も行っています。とくに「職場経験１年未満の看護師・准看護師」による医療事故やヒヤリ・ハット事例が多い点に着目すべきだと指摘しています。このミスの要因としては、次のような項目を挙げ、注意喚起しています。

①知識（経験）不足
②基本的な手順の不遵守
③思い込みによる安易な実施
④行う「目的や根拠」と「行動（実施）」のかい離
⑤危険性の認識不足
⑥報告や相談ができない（しない）

ミスの原因であるヒューマンエラーと対応方向

このように、ミスのほとんどの原因がヒューマンエラーであるということができます。つまり、人間のうっかりミスやカン違いが要因（原因）となって、ミスや間違いを引き起こしている場合が多いのです。

こうしたヒューマンエラーをなくして事故防止につなげるには、さまざまな取組みが必要です。その中でも、知識や経験の不足に関しては、適切な教育と現場経験を積ませる人材育成が基本となります。当然ながら、人材育成が事故防止の基本であり、どのようなミスや事故の要因に対しても共通した必須の対応策です。

ここで特筆すべきは「①知識（経験）不足」以外のミスをなくすためには、仕事への姿勢やしくみの改善が必要だということです。医療機関の職員すべてが基本的な手順を確実に守る組織とその職場風土づくりが求められているのです。

さらに、思い込みによる安易な作業実施や危険性の認識不足による事故を防ぐためには、リスクを感じる感性を高めることも必要です。目的と行動のかい離を防ぐには、仕事の本質を考えて行動する人づくりが必要です。そして、報

事故事例の発生要因

発生要因	2014年10～12月		2014年1～12月(累計)	
	件数	%	件数	%
当事者の行動に関わる要因	947	47.6	3,515	45.9
確認を怠った	278	13.9	928	12.1
観察を怠った	214	10.7	842	11
報告が遅れた（怠った）	19	1	83	1.1
記録などに不備があった	29	1.5	73	1
連携ができていなかった	111	5.6	417	5.4
患者への説明が不十分であった（怠った）	97	4.9	391	5.1
判断を誤った	199	10	781	10.2

職場経験1未満の看護師または准看護師側の事故要因

1. 知識（経験）不足
2. 基本的な手順の不遵守
3. 思い込みによる安易な実施
4. 行う「目的や根拠」と「行動（実施）」のかい離
5. 危険性の認識不足
6. 報告や相談ができない（しない）

医療事故情報収集等事業　第40回報告書（平成26年10月～12月）

告や相談不足の事故はコミュニケーションを確実に実施できる組織づくりが求められるのです。

5Sはミス防止の有効な手段

このような点に対応していく際に、製造現場から生まれた5Sがたいへん有効に機能します。5Sの中心となるテーマは、モノを中心とした職場環境の改善です。環境改善の基本的な内容としては、職場から不要なものをなくし、必要なものを迅速に、正確に見つけ出せる仕組みを構築することです。

しかしその本質は、職場環境の改善を通じて人の行動・意識の改革につながることです。この行動・意識改革によって、ミスや事故のない職場づくりが実現できるのです。

クリニカル5Sの直接的な効果

クリニカル5Sの直接的な効果

① 職員のヒューマンエラーの削減

② 患者の事故防止

③ モノを探すムダの削減

④ スペースの有効活用

⑤ 患者・お客さまの満足度向上

いま
医療現場が
危ない
CAUTION

2

ヒューマンエラーはなぜ発生するのだろう

「人はミスを犯すもの」です。ヒューマンエラーが発生すると、発生させた人が責められがちですが、本来は発生させてしまう職場環境が悪いのです。こうした職場を放置したまま、改善しないでいることが問題です。

ヒューマンエラーの定義

本書では、ヒューマンエラーの定義を次のように設定しています。「ヒューマンエラーとは人間による過誤で、認識の段階、判断の段階、行動の段階で発生する失敗であり、注意しているつもりでも、つい失敗してしまうミスをいう」

この定義で重要なのは「人は注意しているつもりでも、つい失敗を犯したり、ミスを引き起こすものだ」という点です。そして、ヒューマンエラーに対する考え方で重要なのは「人はミスを犯すものである」という前提に立ってさまざまな対応や作業手順を設定することです。

ヒューマンエラーの発生段階

では、ヒューマンエラーがどのような状況で発生するかについて、大まかな視点から考えてみましょう。まずは、ヒューマンエラーの発生を人間の行動プロセスに当てはめて検討してみます。

ヒューマンエラーが発生する段階には、

① 状況認識の段階
② 判断・決定の段階
③ 行動の段階

の3段階があります。

まず、状況を認識する段階でエラーが発生します。それはたとえば「カン違い」「思い込み」「無意識な行動」などであり、事実を正しく認識できず、誤った認識をすることでエラーを引き起こしてしまうのです。ある県立病院で「アルマールのつもりでアマリールを処方してしまい、患者が意識不明に陥った」という事故が新聞報道されました。これはまさに、薬剤を処方する際の誤った認識が事故につながっています。

次は、判断や決定を行う段階で発生するエラーです。誤った認識に基づいて誤った判断をするのです。認識が正しくても、経験や能力不足から誤った判断をしてしまうこともあります。

また、この段階でも判断や決定の場で「カン違い」や「思い込み」が入り込んでくる可能性もあります。たとえば、点滴のスピード設定をする場合、用件をすべて正しく認識していても、計算間違いや早見表の見間違いによって判断を誤るなどが該当します。

最後が行動の段階です。誤った判断に基づいて、誤った行動をしてしまいます。また判断は正しくても、経験や能力不足により誤った行動をする場合もあります。経験不足による技能や技術の未熟さが原因となるケースです。

このように、ヒューマンエラーが発生する中でとくにポイントとなるのは、最初の認識の段階です。

ミス発生の段階

状況認識の段階

事実を正しく認識できず
誤った認識をする
- カン違い
- 思い込み
- 無意識な行動

など

判断・決定の段階

- 誤った認識に基づいて、誤った判断をする
- 事実認識は正しいが、経験や能力不足により誤った判断をする

行動の段階

- 誤った判断に基づいて、誤った行動をする
- 判断は正しいが、経験や能力不足により誤った行動をする

ヒューマンエラーは起こるべくして起こる

すでに述べたとおり、ヒューマンエラーは「カン違い」や「思い込み」あるいは「無意識的な行動」により発生します。これらは人間の弱点だとも言えるでしょう。ヒューマンエラーを起こすのは人間ですが、ヒューマンエラーは起こるべくして起こっているのです。

一般に、ヒューマンエラーが発生すると、発生させた人が責められがちです。しかし、発生させた本人よりも、発生するような職場環境になっているという状況がもっとも問題です。「人はミスを犯すもの」という前提に立って職場環境を整備しましょう。カン違いが原因でミスが発生したならば、カン違い自体ではなく、カン違いしてしまう職場環境を問題とします。そのような職場環境を改善しないまま放置していること自体が問題なのです。

CHECKPOINT

- □ ヒューマンエラーは、注意しているつもりでもつい発生させるエラーであることを理解しているか
- □ ヒューマンエラーは認識・判断・行動の３段階で発生することを把握しているか
- □ とくにポイントになるのが認識の段階であることをわかっているか
- □ 人はミスを犯すものという視点で環境整備ができているか

いま
医療現場が
危ない

CAUTION

3

けじめのないところに事故がある

ミス・事故を発生させてしまう無意識の行動は、「けじめをつける」ことで防止できます。5Sはまさに、けじめをつけるための取組みです。けじめのある行動が習慣化されれば、ミス・事故は防止できるのです。

けじめのない無意識的な行動がミスにつながる

　ミスや事故は、けじめを欠いているときに起こります。ある病院の不妊治療時に事故が発生しました。それは、受精卵を子宮に戻すときに、誤って他人のモノを戻してしまったという事故です。受精卵が入った前の患者のシャーレを片づけないまま、次の患者の処置をしてしまったことが原因でした。これは、仕事のけじめが曖昧だったために起きたミス・事故の端的な例です。

　こうした事故は、仕事のけじめが習慣化されていたならば起こりようがありません。たとえば、チェック作業のときに声をかけられて、仕事を中断してしまうことがあります。これは中断の仕方が問題です。無意識のうちに中断すると、どこまでチェックしたのかがわからなくなって、ミスを誘発してしまいます。

　無意識の行動は、チェックや確認の行動が不十分になります。すなわち、チェックをしていても実際にはチェックできていない状況に陥っています。

　こうした無意識は、作業や仕事への「慣れ」から来ています。仕事への慣れは良い面も多いのですが、悪い面が無意識の行動につながり、それがチェック行動の不備となって、ミスや事故を起こしてしまうのです。

無意識な行動を防ぐには

　こうしたミスや事故を防ぐには、無意識を排除することです。そのためには、仕事の各手順ごとに「けじめをつける」ことを意識します。

　けじめをつけるためには、習慣付けが大切です。重要なポイントは、職場の中で仕事の確認を確実にして、片付けなどを徹底することです。そのようなことを通じて、仕事にけじめをつけることが重要なのです。

　無意識な行動をしないためによく活用されるのが、「指差呼称」または「指差し確認」です。チェックすべきポイントを指差して「○○よし！」と声に出して確認するのです。指差呼称をすることで、無意識の状況を意識化させることができます。

　ここで重要なのは、確認すべきポイントを明確にして、可能な限り表示などで明確化することです。そのためには、指差呼称すべきポイントを目で見てわかるように工夫します。つまり、「目で見る管理」の考え方を活用することが効果的なのです。

5Sがけじめのある行動を引き出す

　5Sの取組みは、まさに行動にけじめをつけるための取組みとい

無意識行動を防ぐ

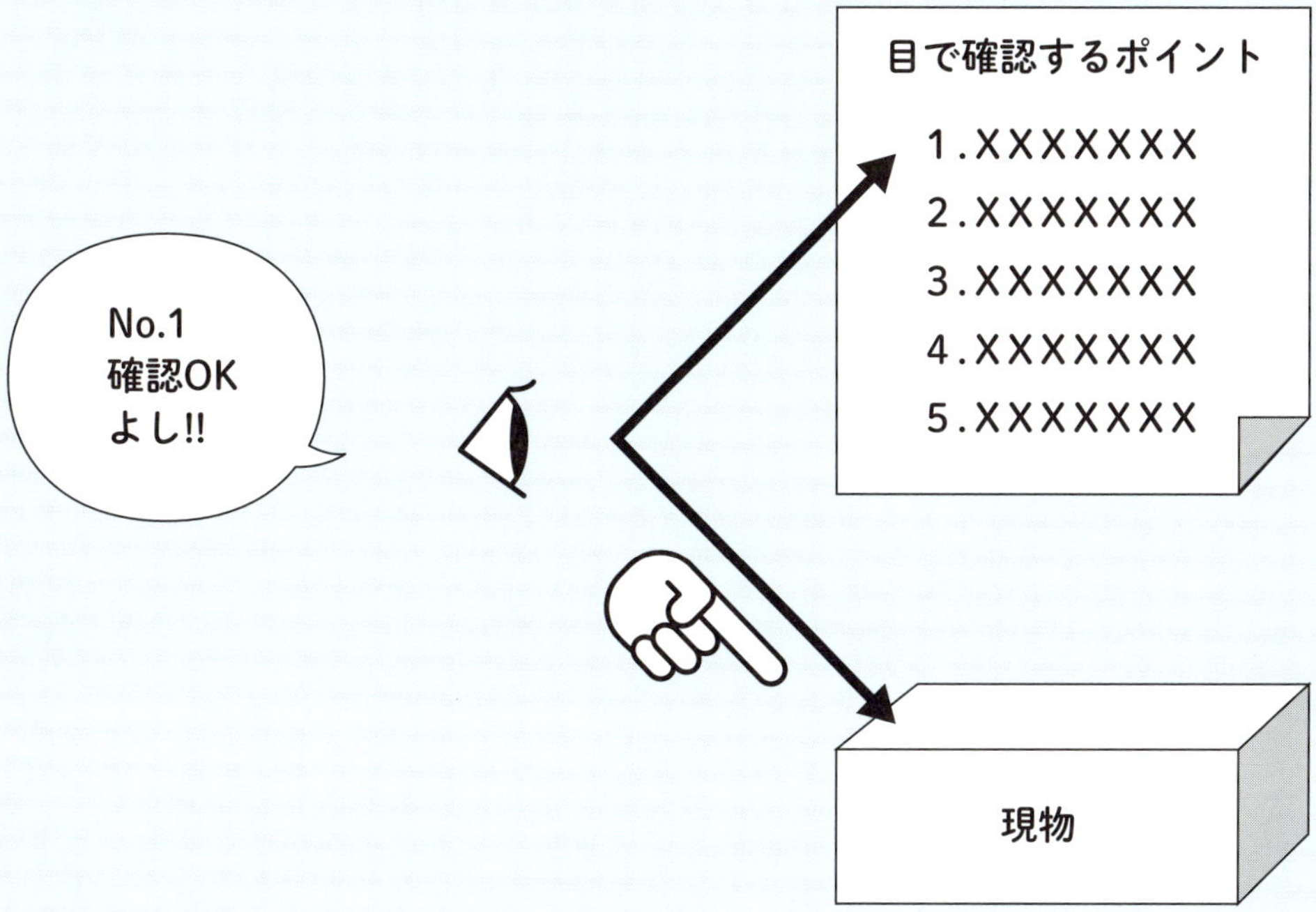

ってよいでしょう。「使用した器具や道具は必ず元の位置に戻す」「汚れたら必ず清掃する」「仕事の終了時に机の上にモノは残さない」などのルールを確実に実行することで、次第にけじめのある行動が習慣化してきます。5Sはこのようなけじめのある行動を引き出すためのツールなのです。

こうしたけじめのある行動が、ヒューマンエラーの発生を防ぐことにつながります。すなわち、カン違いや思い込み、あるいは無意識的な行動を、けじめある行動によって防ぐのです。

けじめの行動が身についていない職場では、いかなる安全管理のためのルールを設定しても、そのルールが守られないことになりかねません。5Sに取り組んで、ルールを守る行動を継続することによって、けじめある行動が習慣化してきます。このようなけじめの行動が、ミス・事故防止で重要になるのです。

CHECKPOINT

- □ 無意識的な行動がミスにつながっていないか
- □ 無意識の行動を防ぐために「指差呼称」ができているか
- □ 5Sで職場を見える化し、指差呼称できる環境づくりが確立できているか
- □ 5Sの取組みで「けじめ」のある行動ができているか

いま
医療現場が
危ない
CAUTION

4

職場の見える化はできていますか？

事故・ミスを防ぐために、目で見る管理・見える化を進めます。見える化の対象は、モノだけではありません。仕事の進捗状況、情報、技術・技能も見える化して、安全な職場を築きあげましょう。

職場に求められる見える化

事故やミスを防ぐためには、目で見る管理や見える化が必要です。皆さんの職場は見える化ができていますか？

見える化の対象は、モノだけではありません。仕事や情報など、さまざまな見える化が求められています。実は5Sを展開することにより、さまざまな事柄の見える化が実現できるようになります。ここでは代表的な見える化の内容を説明しましょう。

モノの見える化

「モノが正しく元の位置に戻っているか」、この見える化が5Sの基本です。この基本がまず実現されなければなりません。正しい位置に戻っているかどうかは、モノを使用するメンバーの意識の見える化にもつながります。

これまで平行・直角に整然と置かれていたワゴンや包交車、処置台車などが、あるときから急に乱れたりすることがあります。こうした状況は、職場のモラール（士気・帰属意識・意欲など）が低下している可能性を示しています。

仕事の進捗状況の見える化

仕事の進捗状況は見える化できているでしょうか。常備している医療材料の在庫が少なくなると、発注しなければなりません。では、「誰が」「何を」「どのタイミング」で発注するのでしょうか。また、いま現在発注しているかどうかが、目で見てわかる状態となっているでしょうか。

こうした進捗の見える化を「状況の見える化」といいます。いま、仕事の状況がどのようになっているのか、誰もがひと目でわかるようになっていると、仕事のムダや間違いをなくしやすくなります。

情報の見える化

職場に掲示している情報が全員に伝わっているかどうか、その見える化はできているでしょうか。掲示板にある掲示物の貼り方を見ると、その実態がわかります。

掲示板におびただしい数の掲示物が貼られていて、大切な連絡事項が埋もれてしまっている場面を見かけます。これでは連絡事項は伝わりません。連絡文書は、単に掲示しておけばよいというものではありません。管理されている状態で掲示されていることがポイントです。

ベテラン職員の技術・技能の見える化

ベテラン職員の技術・技能は、本当の意味で見える化できているでしょうか。こうした質問をすると、多くの医療機関で「仕事のマニュアルを作成しているので大丈夫」「マニュアルに技術や技能は

見える化の効果

- モノを迅速・確実に見つけることができる
- 作業の漏れ、忘れを発見できる
- 指差呼称などの確認を実施しやすくなる
- 現場の異常を迅速に発見できる
- 仕事の優先順位や判断が明確になる
- 危険予知がやりやすくなる
- 備品の補充などが確実になる
- メンバーの感性を高める
- 安全な職場づくりが実現できる

まとめられている」といった回答が返ってきます。仕事の進め方をマニュアルにまとめて、次の人にわかりやすくするのはとても大切です。

しかし、ここで見逃してならないのは、作成されたマニュアルが「業務が順調に推移している場合」についてまとめてあるということです。一方、ベテラン職員が持っている技術・技能は、マニュアルに書かれてあるもの以外のところにあります。スムーズに業務が進行できていないとき、患者の容態に突然変化があったとき、必要な医療材料を切らしたときなど、緊急事態の対応こそがベテランの持つ技術・技能です。業務が順調に流れているときは、ベテランと新人の仕事自体に大きな差はなく、技術・技能の差はさほど問題になりません。緊急時の対応をどうやって見える化するかがポイントなのです。

見える化の効果を示します。参考にしてください。

CHECKPOINT

- □ モノの見える化を意識の見える化につなげているか
- □ 仕事の進捗を状況の見える化で実現できているか
- □ 職場の掲示などは管理状態を維持できているか
- □ マニュアルに書かれていないノウハウの見える化ができているか

1

5Sの目指すところ

5Sは「当たり前のことを当たり前にやる」ことが大切です。個人レベルでなく、組織全体ができなければ意味がありません。そこでポイントとなるのがルールづくり、「当たり前のことを当たり前にやる」ルールです。

5Sを言葉で表現すると

5Sを実施する意味を表現すると、次のように表すことができます。

「5Sの取組みは、組織体におけるモノや情報および人を対象に、整理・整頓・清掃・清潔・しつけを全員参加で徹底する活動で、業務の効率向上、ミス・事故防止、スペースの有効活用などを実現するための基盤整備を目的としたものである。さらに、5S活動を通じて管理監督者のマネジメント力の向上と組織の活性化を目指すものである」

5Sの意味としては、次のような点に重要なポイントがあります。

①5Sの対象はモノ、情報、人

5Sが対象とするのはモノ、情報、人です。モノや情報の対象は4S（整理・整頓・清掃・清潔）、人の対象はしつけです。とくに、モノに対して徹底した整理・整頓・清掃を実行して成果につなげるためには、人に対してのしつけが重要になります。しつけが確立しなければ5S活動は成功しないといえるでしょう。

②全員参加である

5Sは組織全体の運動としての盛上がりが必要です。そのためには重要になることが「全員参加」と「率先垂範」です。

率先垂範とは、各自が他の人の模範となるような行動を自ら進んで実行することです。とくに、管理監督者や5Sリーダーの率先垂範がポイントです。これができなければ、部下や他のメンバーはしらけてしまい、全員参加は期待できません。

③さまざまな改善の基盤整備

5Sは直接的なムダ排除や事故防止の効果も期待できますが、さまざまな改善の基盤づくりとしての位置付けであることを忘れてはなりません。5Sが徹底できていない組織は、どのような改善に取り組んでも5Sの不徹底さが障害となり、期待される効果が実現できません。

④管理監督者のマネジメント力向上と組織の活性化を目指す

5Sを展開することにより、管理監督者のマネジメント力の向上と組織の活性化につなげることができます。すなわち5Sには、改善によるムダを削減する直接効果の側面と、組織のマネジメント力向上を図る間接効果の両面があります。

5Sは当たり前のことを当たり前に

5Sは組織全体で取り組み、「5Sを活動にしていく」と効果的です。そして5Sの活動とは、

5Sの目指すところ

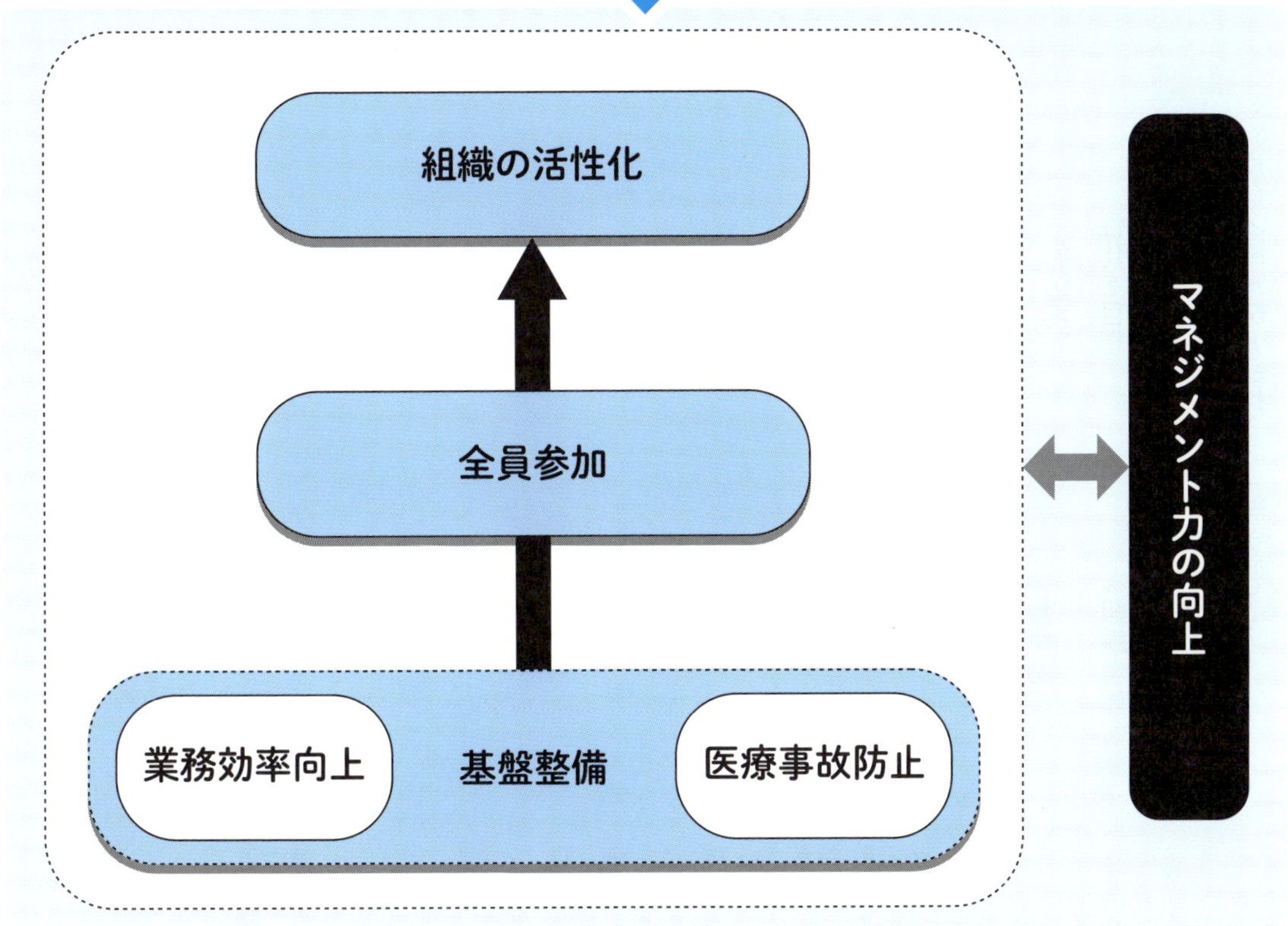

当たり前のことを当たり前に実施することです。

では、「当たり前のことを当たり前に」とは、どういうことでしょうか。これは一見簡単なようですが、実際はたいへん難しいものです。たとえば、「挨拶がきちんとできる」「使用したモノは必ず元の位置に戻す」「時間を守る」「約束したことを確実に果たす」などはごく当たり前のことです。しかし、これらを個人レベルでなく組織全体として、当たり前に実行するのはかなり難しくなります。なぜなら、当たり前のレベルが人によって異なるからです。

そこで、ポイントになるのが「当たり前のことをルールとして明確化する」ことです。当たり前のことは、言い換えると「決められたことを、決められたとおりに実行すること」とも表現できます。守るべきルールを当たり前にできるために明確にすることが重要なことなのです。

CHECKPOINT

- □ 5Sの対象はモノだけでなく、情報や人も入っているか
- □ 5Sは物事の基本であり、さまざまな改善の基盤整備になっているか
- □ 5Sの効果には、直接的な効果と間接的な効果があることを把握しているか
- □ 決められたことを決められたとおりに実行することが身についているか

5Sの意味を知ろう

まずは「整理」「整頓」「清掃」「清潔」「しつけ」それぞれの定義と内容を理解することからはじめましょう。そうすると、5Sが単に職場をキレイにするだけではないことがわかってきます。

5Sとは、整理、整頓、清掃、清潔、しつけというローマ字表記の頭文字で表したものです。

5Sの取組みを効率的に進めるには、整理、整頓、清掃、清潔、しつけのそれぞれのSを明確に分けて実施することが重要です。まず整理を実行し、整理が完了した後に整頓、次に清掃を徹底するというように、確実に進める活動が効果的です。

まず、整理を徹底しよう

職場が乱雑で、どこから手をつければよいかわからない、このような状態であれば、まず整理に絞って活動します。整理とは「必要なモノと不要なモノを分け、不要なモノは捨てる」ことです。

ここで重要なのは、まず整理の基準を作成して、その基準に従って不要なモノを捨てることにあります。「いつか使うこともあるだろうから保管しておこう」といった考え方を捨てて、思い切って捨ててしまいましょう。

整理のコツは「迷ったら捨てる」です。これを徹底してやることからはじめます。

整頓により管理状態を確立する

整頓とは「必要なモノがすぐに取り出せるように置き場所、置き方を決め、表示を確実に行う」ことです。整頓は、いつでも必要なときに取り出せるように、モノを管理状態において、その状態を保つための方法です。そこで、置き場所を設定し、置き方のルールを決めて、そしてその表示を徹底することがポイントとなります。したがって、職場の整頓レベルは、モノの管理のレベルを表すことになります。

整頓では「置き場所」「置き方」「表示」を整頓の3要素と呼んでいます。この3要素を明確にして、確実に実行・徹底することが重要なポイントです。

清掃とは点検なり

清掃とは「掃除をしてゴミ、汚れのないキレイな状態にすると同時に、細部まで点検すること」です。この「細部まで点検する」ところがミソです。

一般に、清掃とは「見た目をキレイにするために掃除をするだけ」という印象を持っている人が多いものです。医療機関にとって見た目ももちろん大切ですが、さらに清掃の積極的な意義を理解することが重要です。すなわち清掃とは、「自分たちが使用しているものをキメ細かく管理して、常に最高の状態を維持していく、守っていく」という意味があるのです。

清潔の意味

清潔とは「整理・整頓・清掃を徹底して実行し、汚れのないキレ

5Sの定義

項目	内容
整理	必要なモノと不要なモノを分け、不要なモノを捨てること
整頓	必要なモノがすぐに取り出せるように、置き場所、置き方を決め、表示を確実に行うこと
清掃	掃除をして、ゴミ・汚れのないキレイな状態にすると同時に点検すること
清潔	整理・整頓・清掃を徹底して実行し、汚れのないキレイな状態を維持すること
しつけ	決められたことを、決められたとおりに実行できるよう習慣づけること

イな状態を維持すること」です。清潔では、汚れのないキレイな状態が維持されるかどうかを、いかに管理するかがポイントとなります。

整理・整頓・清掃の3Sを管理するために必要なのは「ルールづくりと標準化」です。さらに、「目で見てわかる管理体制」を確立することが必要となります。

しつけの意味

しつけとは「決められたことを、決められたとおりに実行できるよう習慣づけること」です。しつけのポイントは、この「習慣づける」という点です。そして習慣づけるためには、繰返し、繰返し実行することです。ある行為を何度も繰り返していると、それを実行しなければ落ち着かない、さらには、無意識に実行してしまう状態にまでなります。このレベルまで到達してはじめて、習慣づいたといえるのです。

CHECKPOINT

- □ 整理と整頓を明確に分けて取り組むことができているか
- □ 整頓の3要素である「置き場所」「置き方」「表示」が明確にできているか
- □ 清掃では、医療機器や備品を常に最高の状態に維持しているか
- □ 清潔・しつけで3Sが維持できているか

3

5Sは人づくりが大切

5Sの本質は、モノの環境整備だけではありません。5Sは人材育成のすばらしいツールです。その点を理解しておかないと、単なるキレイな職場づくりに終始してしまいます。人づくりの観点が重要なのです。

「5Sはモノを対象にした環境整備の手法である」と理解している人が多いようです。確かにそのとおりなのですが、5Sの本質はモノの環境整備だけに留まるものではありません。

5Sにはもっと重要な側面があります。それは人材育成の側面であり、5Sを通じた人づくりの側面です。この人づくりの観点こそが、5Sを実践する意義としてもっとも価値があります。

当たり前のことを当たり前に実行できる人づくり

人づくりの意義としては、次のような点を指摘できます。

第一は、「当たり前のことを当たり前に実行できる」人づくりです。「当たり前のことを当たり前に」とは、実際の職場ではわかりにくい表現かもしれません。そこで「決められたことを決められたとおりに実行する」と言い換えるとわかりやすいでしょう。

そして、5Sの決められたルールが守られているかどうか、その大部分は目で見てわかります。すなわち、5Sの取組みにより、決められたことを決められたとおりに実行できているかどうかが目で見てわかるのです。

仮に、当たり前のことが実行できていなければ、周囲からの指摘を受けて修正されることが多くなります。この点が当たり前のことを当たり前に実行できる人づくりにつながるのです。

「ムリだ発想」から「できる発想」ができる人材づくり

第二が、「ムリだ発想」から「できる発想」に変わる人づくりです。上司が部下に対して、よく「このような点を改善できないか」と問題提起することがあります。それに対して「ムリです。できません」と、いとも簡単に否定する人がいます。筆者は、こうした人を「ムリだ発想」の人と呼んでいます。このような発想では何も前に進みません。

5Sの改善を進めたり成果を出すためには「ムリだ発想」ではなく「できる発想」で臨み、成果につなげることが重要です。

今やるべきことを今やることのできる人材づくり

第三は、「今やるべきことを今やる」という姿勢の醸成です。5Sでは、使用した器具や備品は使い終わったら必ず片づけることが基本です。また後で使うからと、片づけないまま放置するのは許されません。「どうせまた汚れるから、あとで掃除すればよい」という考え方は認めないのです。

すなわち、使用後には必ず片づけるという「けじめをつける」ことが大切なのです。やりっぱなし、

5Sは人づくり

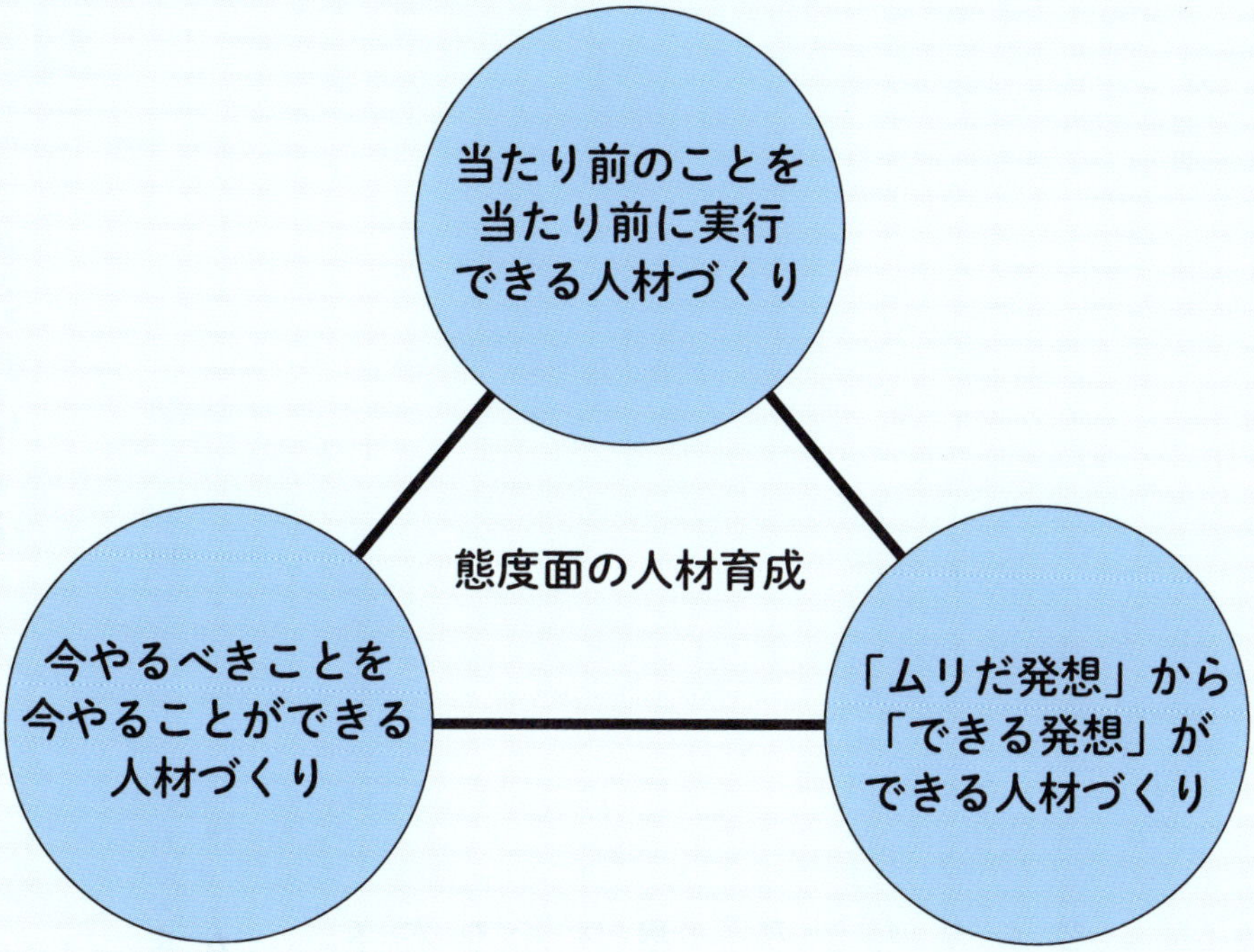

出しっぱなし、汚れたままといった状態を絶対に放置しない、これが5Sの基本姿勢です。

この基本姿勢を「習慣として身につける」ことがミスや事故の防止に欠かせません。ミスや事故の多くは、ダラダラとけじめのない行動をしている場面で発生します。こうした状況を避けるために有効な習慣、それが「今やるべきことを今やる習慣」なのです。

5Sは態度面の人材育成の効果的ツール

5Sの実践を通じて、この3項目の人材育成が期待できます。これらは何かの本を読んで、また、研修などを受けて身につくものでもありません。5Sの実践を通じて、実際に体験することによってはじめて習得できるのです。

この点が、5Sが人材育成のすばらしいツールであり、人の態度面の教育に有効に機能する教育手段であるといえるでしょう。

CHECKPOINT

- ☐ 5Sでは、当たり前のことを実行しているかを確認できるか
- ☐「ムリだ発想」でなく「できる発想」で改善できているか
- ☐ 今やるべきことを今やることで「けじめ」が明確になっているか
- ☐ 5Sで態度面の改善につながる教育効果が発揮されているか

4

5Sは業務を進める基本

5Sはさまざまな業務を進めるための基本であり、業務の基本はPDCAを確実に回すことです。PDCAを回すごとに5Sが効果を発揮して、業務を確実に進めることができるようになります。

業務の基本はPDCAを確実に回すこと

5Sは、さまざまな業務を進めるための基本です。そこで、業務を進める上で大切なことは何かについて考えてみましょう。

そこで留意すべきポイントは、確実に目的を達成することです。業務の目的とは安全・品質・納期・効率であり、これらを達成するために業務を確実に実践して、サービスを提供される側の満足感を引き出すことが求められます。

とくに医療現場では、安全が最優先で求められます。こうした業務の目的を確実に達成するためのポイントとは何でしょうか。業務の目的を確実に把握して、実行のための計画・準備を行い、実行段階では実施状況をチェックしながら、計画とのズレがあればアクション・改善する、これはつまり、PDCA（Plan・Do・Check・Action）を確実に回すことだといえます。

業務の計画・準備段階と5S

この中でも、まずは業務の目的を確実に把握して、実行のための計画・準備をする段階が重要です。これは確実な業務の達成には欠かせません。

5Sは、この事前準備の段階に密接に関係しています。つまり、準備を徹底する基本条件として、職場の環境整備を充実させておかなければならないのです。

たとえば、業務に必要な情報、器具・機材、関係メンバーとのコミュニケーション、その他業務に必要なモノを迅速に準備します。こうした職場の環境整備には、5Sの徹底が必須なのです。作業環境が乱雑だと、準備の漏れや抜けが発生しがちです。その結果、業務の間違いやミスにつながる可能性が高まります。業務の準備にとって、職場の5Sを徹底することが基本的な条件となっているのです。

業務の実施段階と5S

業務の実施段階で大切なポイントは、マニュアルや手順書にしたがって、ミスなく確実に進めることです。その重点とは、すでに解説したように業務を進めるけじめを明確にして進めることです。手順・けじめが曖昧だと、ミスを誘発してしまいます。こうしたミスを排除するために5Sを徹底するのです。

使用したものを片づける、汚れたら必ず掃除をする、定期的に整理するなどの行動を身に付ける取組みが、けじめを意識して確実に実行できることにつながります。

業務のチェック・アクション段階と5S

チェック・アクションの段階で

業務の基本はPDCA

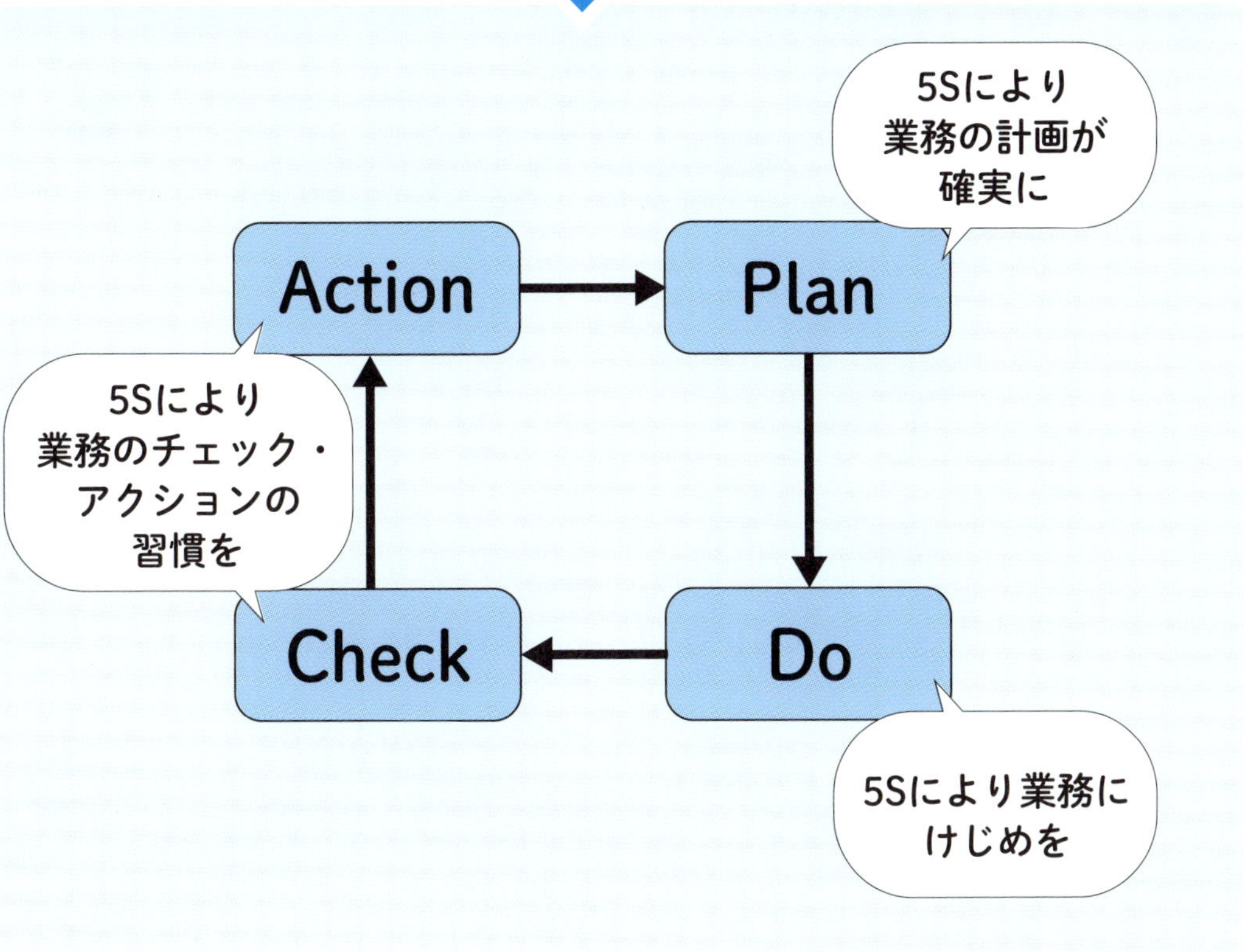
5Sにより
業務の計画が
確実に
Action
Plan
5Sにより
業務のチェック・
アクションの
習慣を
Check
Do
5Sにより業務に
けじめを

は、業務が計画どおりに実施できているかをチェックし、ズレがあれば迅速にアクション（改善）します。その際、上司から指摘されたチェック・アクションだけでは不十分です。担当者自らが自分の業務を自己チェックし、問題があれば直ちに改善などのアクションにつなげることが求められるのです。

しかも、このチェック・アクションという行動が習慣化され、常に自主的に実施できることが大切です。5Sでは、決められた基準どおりに実施できているかを、自己チェックや他者チェックを取り入れて継続的に活動します。このチェック結果から、問題があれば即改善する、これを継続的に展開します。このことで、チェック・アクションの習慣づけが実現できるようになり、これが業務の実施状況をチェックする習慣づけにつながります。

CHECKPOINT

- □ 業務を進める場合、PDCAを回しながら展開できているか
- □ 業務の計画・準備段階がスムーズにできる5S環境が整備できているか
- □ 業務の実施段階での「けじめ」が明確になっているか
- □ 業務のチェック・アクションの習慣づけができているか

5Sは素直な姿勢で取り組もう

5Sで大切なのは「まずやってみる」「人の意見を聴く」という素直な姿勢です。うまくいかなければやり直します。こうした試行錯誤によって、5Sの中身がレベルアップしてきます。

素直な姿勢とは

5Sの取組み方について説明しましょう。5Sは素直な姿勢で取り組むことが大切です。

では、その意味とは何でしょうか。素直な姿勢とは、「人の成長には欠かせない」また「物事の改善には欠かせない」姿勢です。他人から自分の改善点を指摘された場合、まずその指摘を受け止めて、改善してみる行動のことです。もちろん、その指摘事項はまったく事実と異なる誹謗中傷ではありません。その指摘事項を実現することにより、職場が改善できたり、本人の成長につながる前向きな内容です。すなわち、改善すべき事柄を受け入れて行動してみる姿勢を素直な姿勢だと位置づけています。

まずやってみるという素直な姿勢

5Sに取り組むときの姿勢として重要なのは、まず実行してみることです。そして実行するためには、5Sをどのように展開するかについて事前に考えておかなければなりません。そして、それを実施することになります。

ところが、いざ行動に移してみると、事前のイメージとは異なることが多いものです。そうした場合には、やり直しも必要です。何度もやり直すことで、具体的なやり方が固まっていきます。

こうした試行錯誤を繰り返すことにより、5Sの中身がレベルアップしていきます。そのために大切なのが、まず実施してみるという姿勢なのです。

素直な姿勢が問題の発見につながる

5Sが問題解決の取組みであることはいうまでもありません。職場環境の観点から問題を発見し、解決する取組みです。

この問題発見には素直な姿勢が必要です。人は業務に慣れてしまうと、なかなか問題を発見できなくなってしまいます。素直に現状を見つめて、ミスを起こしやすい、作業がやりにくい、必要以上に時間がかかるなどの現象に気づく姿勢を身につけましょう。

素直な姿勢で問題を発見するためには、専門家の目線を捨てて、素人の目線、あるいは新人職員の目線で業務を見直してみましょう。

そして、素人の目線で見るためには、これまでの経験を忘れて、新人の立場で見ることが必要です。

対象となる個所で仕事をする人の意見を素直に聴く

5Sの改善は、対象となる個所で仕事をする人の立場で考えましょう。その人の立場で具体的な方法を検討・実施します。

そこで、もっとも重要になるの

5Sは素直な姿勢で

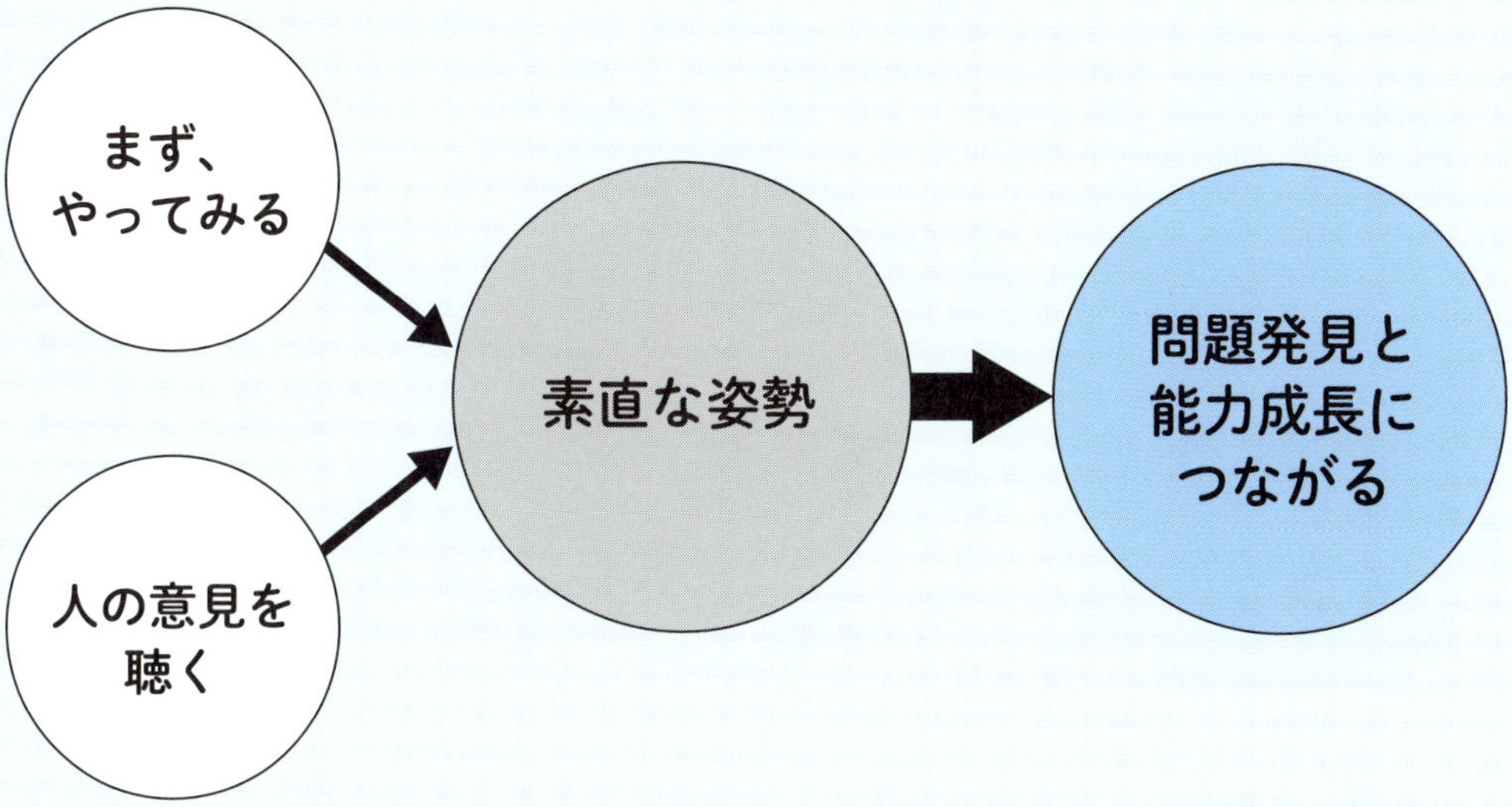

が、実際に仕事をする人の意見を聴くことです。たとえば、ナースステーション内を改善するのならば、そこで働く看護師の意見を聴くのは当然ですが、それだけでは不十分です。そこを使用する医師の意見にも耳を傾けてください。使用頻度はやはりナースが圧倒的に多いので、医師の意見まで気が回らないケースも見かけますが、これではよい5Sの取組みとはなりません。

とくに重要な点は、患者に対する事故防止という視点です。これは、5Sが目指すべき目的でもあります。したがって、患者の立場から考えた5Sの改善が必要です。ところが、実際に5Sを展開してみると、医療機関の立場から問題点や改善課題は出てきても、患者の立場から問題を探る視点に欠ける場合があります。素直な姿勢で患者の立場から、問題を発見する取組みが求められます。

CHECKPOINT

- □ 5Sを素直な姿勢で受け止めているか
- □ 5Sの改善は、まずやってみるという姿勢で取り組んでいるか
- □ 業務を素人や新人の目線で見直しているか
- □ 実際にその現場で仕事する人の意見を取り入れているか

6

瞬間の5Sではなく、習慣の5S

5Sでは、一時的でなく継続して高いレベルを維持することが重要です。そのキーワードが「行動の習慣化」です。自主的に、主体的に、納得して取り組むと、行動を習慣化することができるようになります。

5Sは一時的なレベルアップではなく、継続して高いレベルを維持することが重要です。しかし、多くの医療機関は、短期的にはレベルが向上しても、長期的な観点からみると、維持は難しいようです。

継続的に5Sを維持したいのであれば、5Sの定着化を目指すことです。すなわち、瞬間的な5Sではなく、5Sを習慣にするという視点です。

それでは、5Sを習慣にするためのポイントを説明しましょう。

行動を習慣にするには

行動が習慣となるためには、どのようなことが必要でしょうか。行動を習慣にするためには繰返しの取組みが重要です。人は何度も繰返して行動していると、それがかなり面倒なことであっても、行動自体が当たり前になってきます。そして、行動しないことに対して不自然さを感じるようになります。ここまで到達すると、習慣づいたといえるでしょう。

大切なのは繰返しの行動です。そして、さらに重要なのが繰返しの行動のやり方です。上司の注意によって繰り返す、先輩に言われたから繰り返すといった受け身の行動では習慣になりません。行動が習慣となり身につくためには、受け身ではなく、自主的に行動しなければなりません。すなわち、「他人から言われたから行動する」のではなく、「自分が必要性を感じるから行動する」「実施する意義を感じるから行動する」のです。この点がとても重要です。このように主体性を持った行動を展開することにより、行動が習慣づくことになります。

自主的・主体的に行動するには

では、どうすれば自主的・主体的に行動できるのでしょうか。この点が5Sを定着化させるために押さえるべきキーポイントになります。

それは「納得」です。すなわち、5Sの必要性や意義について理解し、なぜ5Sに取り組むのかを納得していることが大切です。これは5Sへの取組みだけではありません。何事も納得できるかどうかで、その行動力は大きく異なることになります。

では、納得して5Sに取り組むための要因としては、どのような点があげられるでしょうか。もちろん、納得する要素は人により異なるでしょう。そこでここでは、共通すると思われる項目について紹介しておきましょう。

①5Sの重要性・必要性を理解する

5Sの重要性・必要性を理解することが、納得するための出発点になります。一般的に、5Sとい

行動を習慣にするには

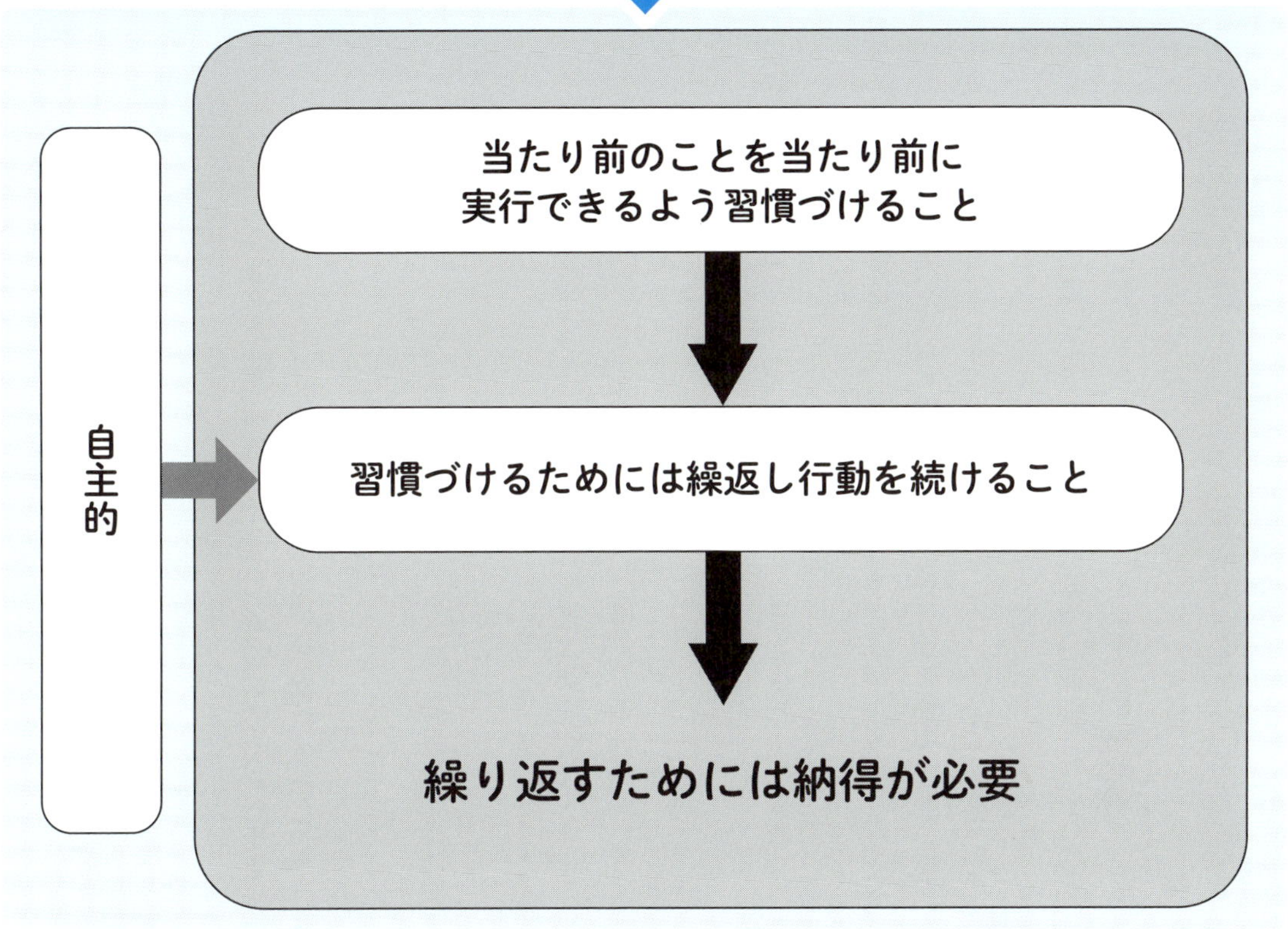
自主的
当たり前のことを当たり前に
実行できるよう習慣づけること
習慣づけるためには繰返し行動を続けること
繰り返すためには納得が必要

う用語自体は理解していても、その本質的な意味・意義を理解している人は少ないようです。

5Sの本質が理解できると、納得して5Sに取り組めるようになります。

②5Sの改善を実際に実施し、その成果を実感する

たとえ5Sの重要性・必要性を理解していても、取組みに対する納得までには至らない人も多いでしょう。そこで、5Sの改善を実際に実践してみて、その成果を実感することが大切です。実感は納得につながります。

③5Sは自分のためだけでなく、他人のために実行する

5Sは自分のためでもありますが、その本質は他人のためにあります。医療備品などを使用後確実に元に戻すのは、次に使う人が使いやすくするためです。そして最終的には、患者の皆さんの安全を確保する、そのための取組みなのです。

CHECKPOINT

- □ 5Sの取組みが一時的なものになっていないか
- □ 当たり前の行動を自主的に繰り返しているか
- □ 5Sを実際に改善し、その成果を実感できているか
- □ 5Sを他の人のためと思って行動できているか

7 成功の秘訣はチームを活かすこと

5S成功の秘訣はチーム力を活用することです。方向づけ、シナリオ、役割分担、仕組みづくり、行き詰った場合の対応方法を明確にすることで、チームは有効に機能するようになります。

5Sはチームを有効活用すること

ここでは、5Sの取組みを成功させるための有効なポイントを説明しましょう。それは、チームを有効に活かす活動にすること、すなわちチーム力を活用することです。

チーム力がさまざまな改善に有効なのはいうまでもありませんが、実際にうまく活用できているかというと、機能できていないケースが多いようです。そこでここでは、5Sの改善を効果的に展開するためのチーム活用のポイントを説明しましょう。

チームが有効に機能するには

5Sへの改善活動がチームとして有効に働くためには、いくつかのポイントを押さえておくことが必要です。

①5Sに取り組むチームの方向づけが明確になっている

まずチームで取り組むために必要なのは、取り組むべき方向が明確になっていること、すなわちチームの方向づけができていることです。具体的には、職場の5Sビジョンと職場の5S目標を設定します。

職場の5Sビジョンとは、チームが目指すべき5Sのあるべき姿を明確に表現したものです。また、職場の5S目標とは、3ヵ月程度の期間で5Sが到達すべき具体的なゴールを示したものです。たとえば、「3ヵ月後には棚の上にはモノが置かれていない」「床にはモノが直置きされていない」というように、明確でわかりやすい水準を示すことがポイントになります。

②目指すべき方向を実現するシナリオが描かれている

目標が明確に設定されると、次に必要なのは目標達成までのシナリオ設定です。シナリオとは具体的な行動計画ですから、チームの活動内容を具体的に設定します。

その内容は、「どの場所を」「いつまでに」「どのようなイメージに仕上げるか」「そのために必要な備品は何か」「その時間はどのようにしてつくるか」などです。

③実施すべき課題の役割分担が明確になっている

シナリオの中でも、人の役割分担はとくに重要です。誰が、どこを担当するかがポイントです。この役割分担が曖昧だと、なかなか5Sの改善は進みません。人が具体的に行動を起こして結果を出すためには、行動すべき責任を明確にすることが大切です。

④組織的な展開ができる仕組みづくりができている

組織的に展開できる仕組みとしては、職場の中に小さなチーム（2～5人程度）を編成して、改善

チームが有効に機能するためには

チームが有効に機能する条件

- 5Sに取り組むチームの方向づけが明確になっていること
- 目指すべき方向を実現するためのシナリオが描かれていること
- 実施すべき課題の役割分担が明確になっていること
- 組織的な展開ができる仕組みづくりができていること
- 行き詰まった場合の対応方法が確立できていること

に取り組む受け皿を構築することがあげられます。

改善は三人寄れば文殊の知恵です。1人ではうまくいかなくても、チームのメンバーの1人ひとりが違った視点で考え、意見を出し合うことによって、成果につながりやすくなります。とくに、5Sの改善はチームでの取組みが有効です。

⑤行き詰まった場合の対応方法が確立できている

5Sの改善は、常にうまく進んでいくわけではありません。順調に進む場合はいいのですが、うまく進まないケースもあります。そのようなときにどう対応するかが重要なポイントになります。

たとえば、高度な判断を要する場合などは、管理職に判断を仰ぎます。このような場面での対処方法をルール化して取り組みます。

そして、このシナリオは活動計画書として見える化されます。

CHECKPOINT

- □ 5Sの取組みはチームを活用できているか
- □ 5Sチームの方向づけと目標達成のシナリオが描かれているか
- □ 5Sチームの役割分担と組織的に展開できる仕組みが構築できているか
- □ 5Sチームの活動が行き詰まった場合の対応方法が確立できているか

8

5Sの苦手な人を巻き込むには

組織的に5Sに取り組むためのポイントは、苦手な人をどうやって巻き込むかです。苦手意識を解消して「自分もできる」と思ってもらえるように働きかけるのが肝要です。

5Sに対して苦手意識のある人とは

5Sを組織的に展開していくと、関心を持って積極的に取り組む人が出てくるものです。こうした人は、潜在的に興味や関心を持っているようで、5S活動がきっかけとなって、より積極的な姿勢が醸成されていきます。こうしたタイプの人は、5Sを展開するにはたいへん貴重な存在です。

反対に、5S活動に対して消極的な人もいます。ときには消極的だけでなく、積極的な反対勢力になることもあります。そのような人の共通した特徴の1つに、5Sのような取組みが苦手だということが指摘できます。苦手意識を持つ人をどうやって5Sに巻き込んでいくか、この点が重要な課題といえます。

実は、5Sを組織的に展開する重要なポイントは、苦手な人を巻き込んで、苦手意識を解消していくことにあります。苦手な人が当たり前のように活動できるようにすることが大切なのです。

では、5Sに苦手意識のある人に対するアプローチの仕方について説明しましょう。

小さなことでの成功体験を

まずは、本人自身が5Sをムリにでも実行して、成功体験を得ることです。これはもっとも効果が期待できます。苦手な人の多くは、自分で苦手だと思い込んでいたり、決めつけているものです。その結果、背を向ける状況につながっているのです。

こうした人に対しては、まず自分の周りの5S（とくに整理）を強制的にでもやらせることです。実際にやってみると、業務がやりやすくなるのが理解できます。それが「自分もやればできる」という自覚につながり、こうした小さな成功体験が苦手意識の克服につながるのです。

5Sルールの作成メンバーに参画

「5Sは苦手だから」と積極的でない人は、ルールも守らない人が多いようです。こうした場合、後ろ向きな人を、5Sルールの作成メンバーとして改善チームに参画させることも効果的です。自らルールを作成することで当事者意識が醸成され、ルールを守る意識が向上します。

5Sの得意な人とペアを組む

5Sの得手・不得手は、人によって差があります。そこで、苦手な人と得意な人がペアとなって改善に取り組むと効果的です。具体的な行動を自分の目で見ることにより、苦手意識のある人もさまざまなことを感じられるようになり

5Sが苦手な人への対応

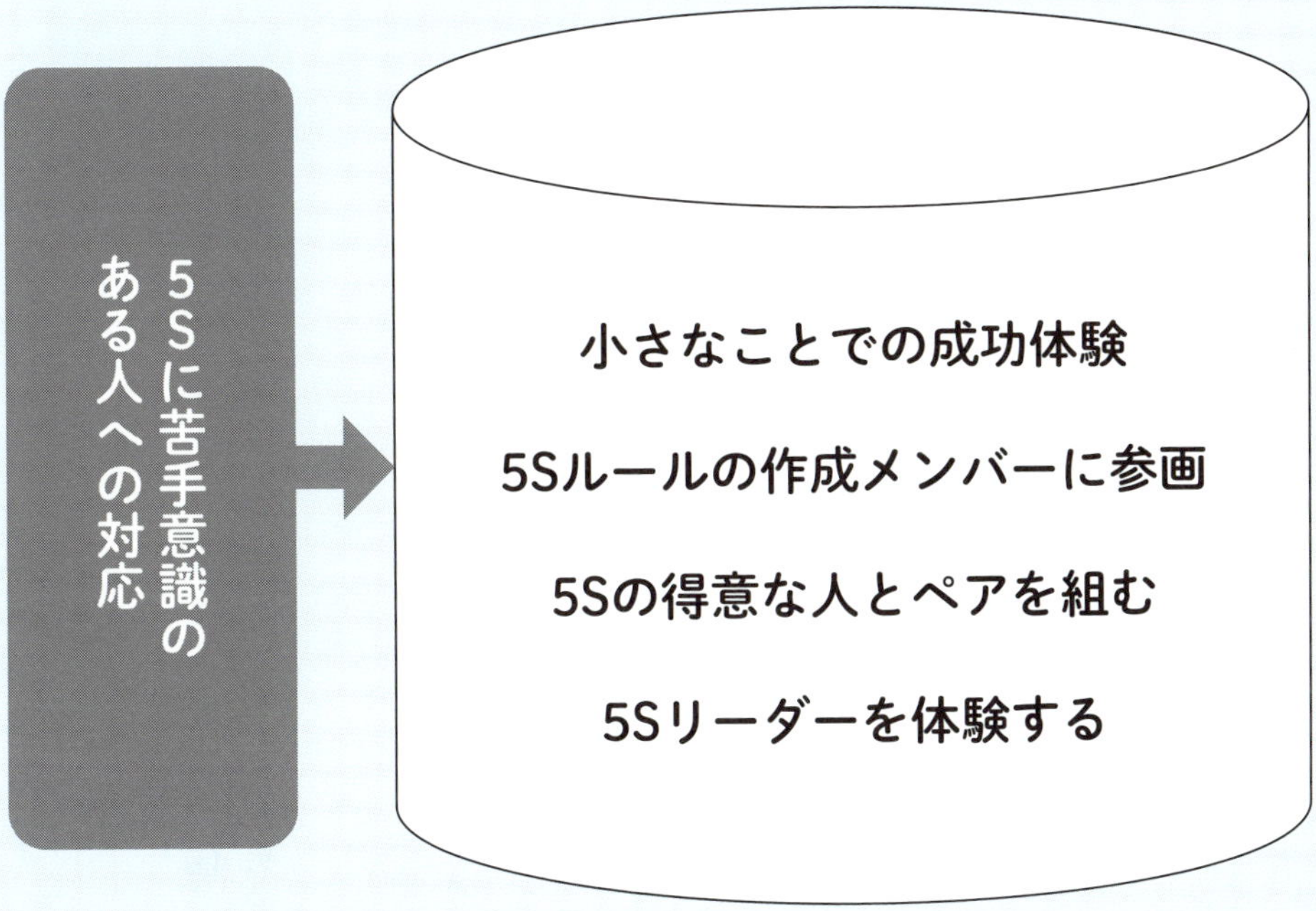
5Sに苦手意識のある人への対応
小さなことでの成功体験
5Sルールの作成メンバーに参画
5Sの得意な人とペアを組む
5Sリーダーを体験する

ます。

ただし、ここで大切なのは「5Sや自分自身の行動に対して素直な姿勢を忘れない」ということです。素直な姿勢でしっかりと学習しようとする意識・態度が大切です。

5Sリーダーを体験する

5Sの苦手な人に職場の5Sリーダーを担当してもらうことも5S意識の向上には効果的です。ルール作成のメンバーに参画する以上に、5S実践への当事者意識が向上します。

ただし、少々リスクがあることも事実です。それは、改善意識のない人が5Sリーダーを担当すると、メンバー全員が5Sリーダーの影響を受けて、職場全体の5Sの進行が妨げられるという結果につながる可能性があるからです。この点は、よく人を見て判断しなければならないところでしょう。

CHECKPOINT

- ☐ 5Sが苦手な人に成功体験を積ませているか
- ☐ 5Sの苦手な人をルール作成に参画させているか
- ☐ 5Sの苦手な人と得意な人でペアを組ませているか
- ☐ 5Sの苦手な人に5Sリーダーを体験させているか

上司をうまく動かして結果を出すには

職場がどれだけ積極的でも、上司の協力がなければ成果にはつながりません。そこで、5Sビジョンを共有してコミュニケーションを円滑にし、上司が率先垂範してくれるように働きかけます。

5Sが進まない職場の共通する要因の1つとして、上司の関わり方があげられます。5Sリーダー自身が積極的に改善しようと取り組んでも、上司の協力が得られなくては成果にはつながりません。こうした状況を克服するには、どうしたらいいのでしょうか。

上司と職場の5Sビジョン（あるべき姿）を共有化する

「職場の5Sレベルをどのような状態にしたいのか」という上司の5Sビジョンを示してもらい、そのビジョンを5Sリーダーが理解することから始めなければなりません。5Sビジョンをベースに、相互理解を深めることが大切なのです。そして、この5Sビジョンの実現するために上司と5Sリーダーが相互に協力して取り組むことが、5Sのレベルアップには必須要件だといえます。

もし、上司が具体的な5Sビジョンを持っていなかったり、描けていない場合は、ビジョンの作成を上司に働きかけてください。難しいことかもしれませんが、5Sの成功には不可欠です。

5Sビジョン実現のための役割の明確化

5Sビジョン実現のためには、上司と5Sリーダーの果たすべき役割分担を明確にして、相互に確認し合っておきましょう。役割分担は、相互の連携を強化することにつながります。具体的な役割分担は、各職場によって、また上司や5Sリーダーの個性によっても変わってきますが、一般的な役割について参考までに解説しておきましょう。

上司（部長・課長）の役割は、基本的に職場の5Sの方向を明確にし、それを浸透させ、職場メンバーを動機づけることです。とくに動機づけの役割は大きくなります。

それに対して、5Sリーダーの役割は、具体的な5Sの課題を実践するための計画策定と実行に向けてのしくみづくりと指導です。もちろん、計画についての進捗状況などは上司と協力してフォローするようにします。

上司とのコミュニケーションの徹底

いうまでもなく、上司と5Sリーダーとのコミュニケーションが重要です。中でも上司への報連相は、上司と部下との信頼関係を構築するうえでもっとも重要です。

日常の報連相の徹底によって部下である5Sリーダーへの信頼が高まり、信頼関係が深まります。こうして、より部下の意見を上司が取り入れてさまざまな仕事を任せてくれるようになります。これは部下の意見を聴こうという意識が高まった証拠であり、結果として、部下の意見が上司を動かすこ

上司を動かす

上司に働きかける

↓

上司と5Sリーダーの5Sビジョンの共有化

▼

5Sビジョン実現のための役割の明確化

▼

上司と5Sリーダーのコミュニケーション

▼

上司の5Sへの率先垂範をお願いする

↓

上司を動かす

とにつながります。

上司の率先垂範をお願いする

職場の上司が率先垂範しなければ、5Sは絶対に成功しません。これはもっとも基本的なことですが、非常に重要です。ここでいう上司とは部・課長です。部・課長が5Sを自ら実践できないと、周りのメンバーは「5Sは実行しなくてもいい」と勝手な判断をしてしまいます。

5Sは日常業務以外で取り組む活動ですから、多くのメンバーが「面倒だ、自分の業務が忙しい、時間がない」と考えがちです。そのような人からすると、「上司も5Sに積極的でないのだから、自分もやらなくていい」と思いがちです。こうした状況を防ぐためにも、上司に率先垂範で5Sを実行してもらうよう、働きかけてほしいのです。

CHECKPOINT

- □ 上司と5Sリーダーは職場の5Sビジョンが共有化できているか
- □ 5Sビジョンを実現するための役割は明確化されているか
- □ 上司と5Sリーダーとのコミュニケーションは徹底できているか
- □ 上司が5Sを実践できていない場合、5Sの率先垂範を依頼しているか

決めたことを守らない人へ

決められたルールも、守らなければ意味がありません。守らなかった人には、それによるデメリットを知らせ、守られなかったという事実をフィードバックすることで、決めたことを守る体制ができてきます。

決めたことを決められたとおりに実行できる人を育てるのが5Sの取組みでもあります。その意味からも「決めたことを守らない人をいかにしてなくすか」が5Sの重要な課題だといえます。

しかし、実際に5Sに取り組んでみるとわかりますが、決めたことを守らない人はどの組織にもいるものです。こうした人にどう対処すればよいかをここでは解説しましょう。

なぜ守らないのかという理由を知る

まずは、決めごとを守らない人の現状を把握することから始めます。なぜ、守らないのかがわかれば、その理由に対する対応が変わってきます。

守らない理由を大別すると、

- 決められたルールがない
- 決められたルールを知らない
- 決められたルールを守れない
- 決められたルールを守らない

の4つの項目になります。最初の3項目は組織の責任ですから、組織としての対応を改善しなければなりません。しかし、最後の4つめの理由は決められたルールを守らない本人の責任です。これは上司などによる「しつけ」の行動が求められるでしょう。

ここからは、4項目めの「決められたルールを守らない」人に対して守らせるための対応策について解説することにしましょう。

守らなかったことのデメリットを知らせる

決められたルールを守らないと具体的にどのようなデメリットが発生するかについて理解させることが大切です。

ルールを守らない人の特徴として、自分中心に物事を考える傾向があり、他の人の目線で物事を見れない人が多いようです。そこで、自分自身がルールを守らなかったことが他のメンバーにどのような不便を与えるかという事実を教えることが重要です。

たとえば、使用した医療器材を元の位置の戻さないと、次に使用する人の探すムダを引き起こします。場合によっては見つからず、代替え品を使用せざるを得ないことも起こります。そうなると、医療事故が発生するリスクも高まります。

このように、ルールを守らないことによる他のメンバーへの影響を考えさせ、感じさせる指導が大切です。

守られていない事実をフィードバック

また、守られていなければ、その事実を具体的に本人にフィードバックすることが、指導のための基本です。問題は、どのようにし

決めたことを守らせる

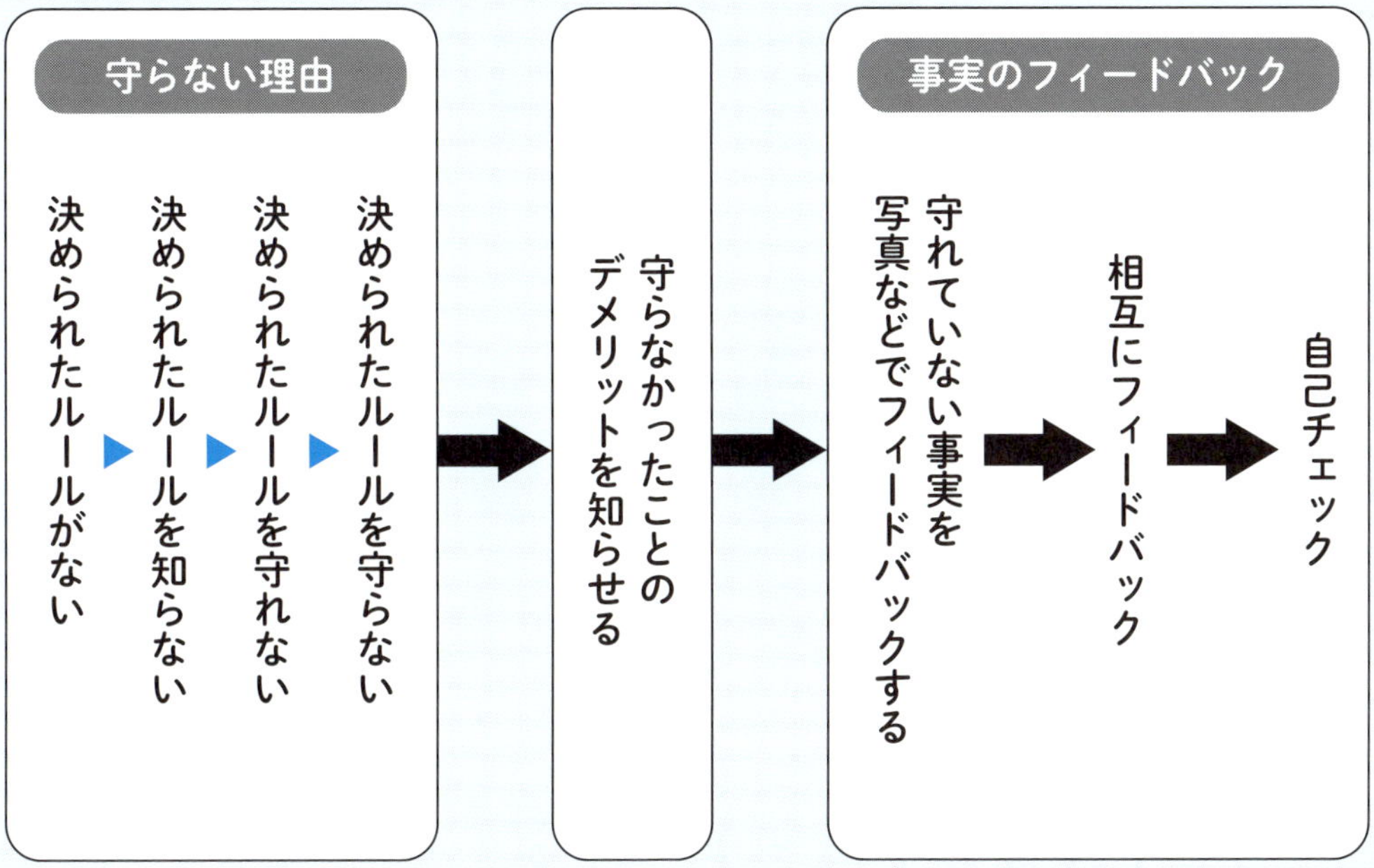

て本人に事実をフィードバックするかです。現実的にすべての事象をカバーすることは困難ですが、やはり守られていない事実があれば、その場で問題現象（たとえば、汚したままにしている現場）を写真などに撮影し、その事実を見せることです。

守られていない事実の確認方法としては、相互にチェックし合うようなしくみが効果的です。たとえば、引出しの中の確認をチェックする人を決めて、その結果を職場メンバーにフィードバックすることも効果的です。このように事実を相互にフィードバックすることによって、事実を理解し合うのです。

さらに、自分自身で自分の行動のチェックをして、自分自身にフィードバックするようなアプローチも効果的です。自分自身の行動を自己チェックし、自分の行動を振り返ることが自分の行動改善の基本になります。

CHECKPOINT

- □ 決められた5Sのルールをなぜ守られないか、その原因を整理できているか
- □ 5Sのルールを守らないことによるデメリットを本人に考えさせているか
- □ 5Sのルールを守らない人に、その事実をフィードバックしているか
- □ 自分自身の5Sに関する行動を自己チェックしているか

11

共通ルールの設定で障害を乗り越える

医療の現場は専門家の集まりなので、共通のルールをつくりにくいという特徴があります。そこで推進委員会などの全体組織で共通ルールを設定し、組織全体で守る体制を築いていきます。

医療機関における5S実施の障害

実際に医療機関で5Sの指導をしている立場から、推進の障害になっていることについて解説します。それはひと言でいうと、医療機関の特殊性にあります。

医療機関は、医師、看護師、薬剤師、臨床検査技師、放射線技師、理学療法士、栄養士というように、「師」「士」などの公的な資格を持った専門家の集団です。高度な医療を提供するために必要な専門知識・技術を持った人たちの組織です。これは医療行為・医療サービスからすれば当然であり、重要なことです。ところが、専門家集団であるがために5S推進では障害にぶつかるのです。

それは専門家集団であるがゆえ、他の職場（専門家集団）に対して意見を言いにくいという点です。それが5Sを組織的に展開する場合に、相互のコミュニケーションが取りにくい、職場相互に関係するような問題解決が難しいという事象にぶつかるのです。その結果、組織全体の共通のルールを確立しにくいということになります。

共通ルールで専門の壁を超える

こうした専門家の壁を乗り越える1つの手段として、5Sに関する共通ルールの構築というアプローチがあります。これは5Sを成功させる重要なポイントです。

組織の共通ルールは、医療機関に限らずどの組織においても必須です。組織全体の共通ルールが基本となって、複数の職場間にまたがる問題の解決に効果を発揮します。また、このルールが職員のしつけなどにつながってきます。

5Sでは、職員全員が当たり前のことを当たり前に実施できることが求められます。そこで「当たり前とは何か」を共通ルールとして明確にすることが大切です。

共通ルールが設定されると、職員への指導が可能になります。仮に、決められた共通ルールがなかったとしたら、職員の指導の徹底には難しい場面がかなり出てきます。

共通ルールの設定方法

組織の共通ルールをつくるために、5S推進委員会を設置して具体的に検討します。委員会は各職場の科長・課長・師長などでメンバーを構成することになります。

そこで、自職場の立場を乗り越えたところで発言できる人を選定することがポイントです。共通ルールはあくまでも組織全体に関わるルールですから、大まかで基本的なものです。各職場は、この共通ルールを元に、職場の5Sを徹底するためのさらに具体的なルールを設定することになります。

医療機関の5S実施の壁

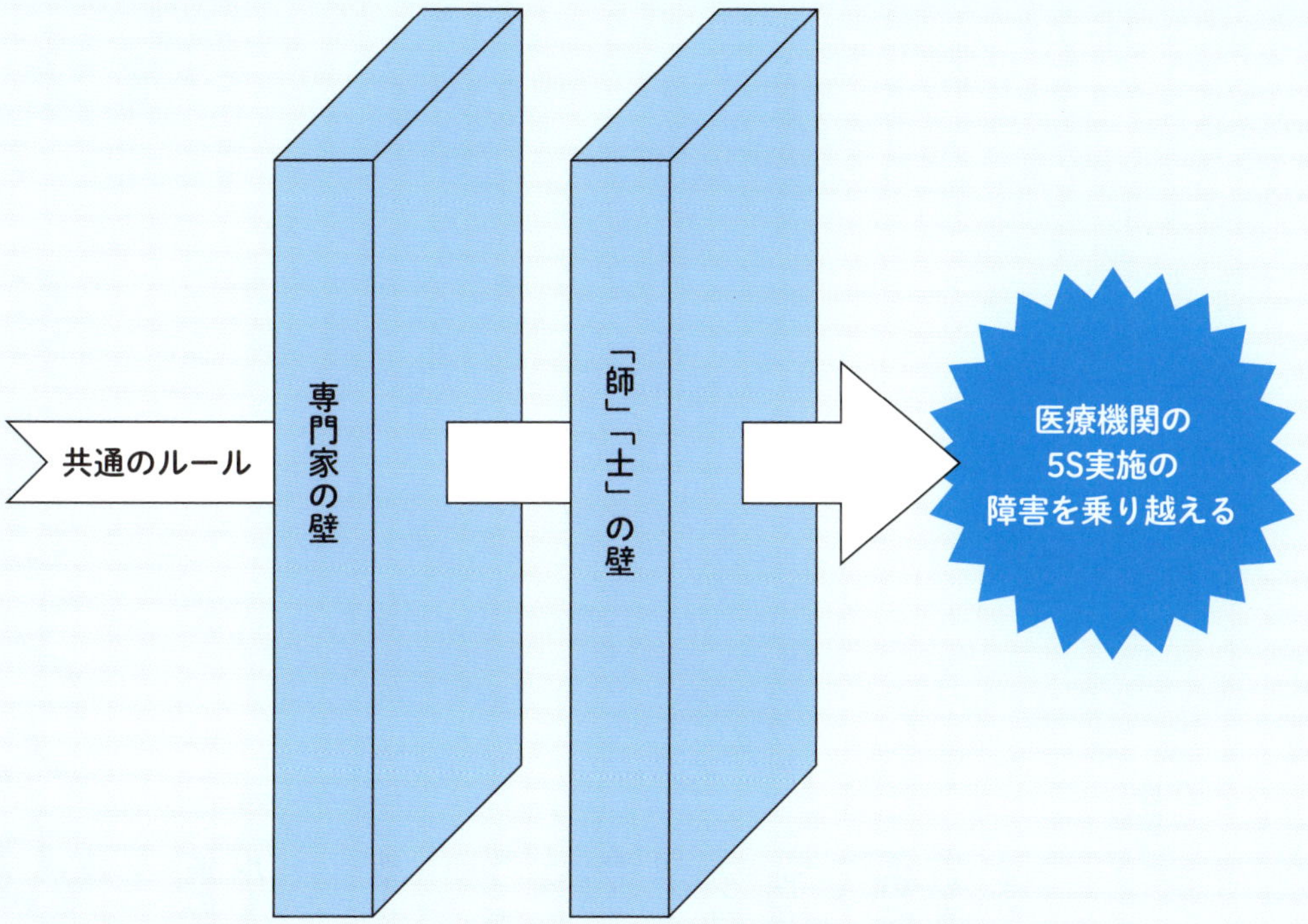

「師」や「士」の壁も共通ルールで

共通ルールの設定は、医療機関特有のもう1つの課題解決につなげたいところです。「師」「士」の資格が、5Sのような基本行動の徹底にジャマをしているように感じます。

個人の性格という視点もあるので、断言できませんが、一般論でいうと、取得が難しい高度な資格を有している人ほど「基本的な5S活動は自分たちがやることではない、それは掃除を担当する会社がやることだ」といった雰囲気を感じます。

しかし、それは5Sの理念からは外れています。5Sは組織全体での全員参加を基本とします。全員が共通ルールを守る組織づくりを目指しています。すなわち、当たり前のことを当たり前に実行できる組織づくりを目指しているのです。

CHECKPOINT

- ☐ 専門家集団が職場間のコミュニケーションの妨げになっていないか
- ☐ 専門の壁を乗り越えるために5Sの共通ルールを活用できているか
- ☐ 5Sの共通ルールの作成には多く部署が参加しているか
- ☐ 5S共通ルールを守る姿勢が「師」「士」の壁を乗り越えることにつながらないか

12

5Sセンスのある人を活かす

活動を進めていると、必ず5Sセンスのある人が出てきます。重要なのは、そのセンスを認め、組織全体に広げていくことです。他部署に対してアドバイザーとして活躍してもらうと、全体の底上げができます。

5Sへの取組みが、5Sセンスのある人の発掘につながることはよくあります。人は、思いもよらない潜在能力を発揮することがあるもので、5Sを進めていると、そのような場面を頻繁に見かけることができます。

そこで重要なのは、こうした潜在的な能力を引き出すことです。潜在的な能力は、引き出されてはじめて価値を発揮します。このように、5Sセンスを潜在的に持っている人の活かし方について解説しましょう。

センスのある人のセンスを引き出す

5Sのセンスがもともと顕在化している人は、即、活躍する場を与えられるのでいいのですが、潜在化している人もいます。実際に5Sに取り組んでみてはじめて、そのセンスが顕在化する人も多いのです。人によっては、本人自身も自覚しておらず、5Sを始めてやっと、その価値に気づいて、覚醒する人もいます。

重要なのは、いかに潜在化している人の能力を見い出すかです。やはりこれは「実際に任せて、やらせてみる」ことが基本です。

その場合注意が必要なのは、5Sに取り組む目標水準を高いところに設定するということです。すなわち、自分のイメージよりも高いレベルを期待されると、さらに高い次元を探ることになります。この行為によって、潜在化している5Sセンスを引き出す可能性が高まるのです。

5Sのセンスを認めよう

5Sセンスの高い人に対して、そのセンスや能力を周囲が認めることが重要です。一般に、5Sのセンスや能力は、通常の業務能力とは違って、あまり評価されない傾向にあります。5Sをがんばっても評価されず、結果としてやる気につながらなくなってしまうのです。

そこで、よいところ、がんばったところを見つけて、積極的に評価するよう心掛けます。評価されることで、5Sへのやる気が引き出され、5Sセンスを顕在化させることができるのです。

5Sのセンスのよい事例を他の個所にも活かそう

5Sセンスのよい人の能力を組織的に活用して成功に導くことが有効です。センスのよい事例をピックアップして、それを他の職場にも共有化すると、組織的な底上げに効果的です。

5Sは言葉の理解はもちろんですが、自分の目で実際の事例を見ると、とても有効です。その場合、他の医療機関も悪くないのですが、つい自分の職場と比べてしまい「参考にならない」という意識が

5Sセンスを活かす

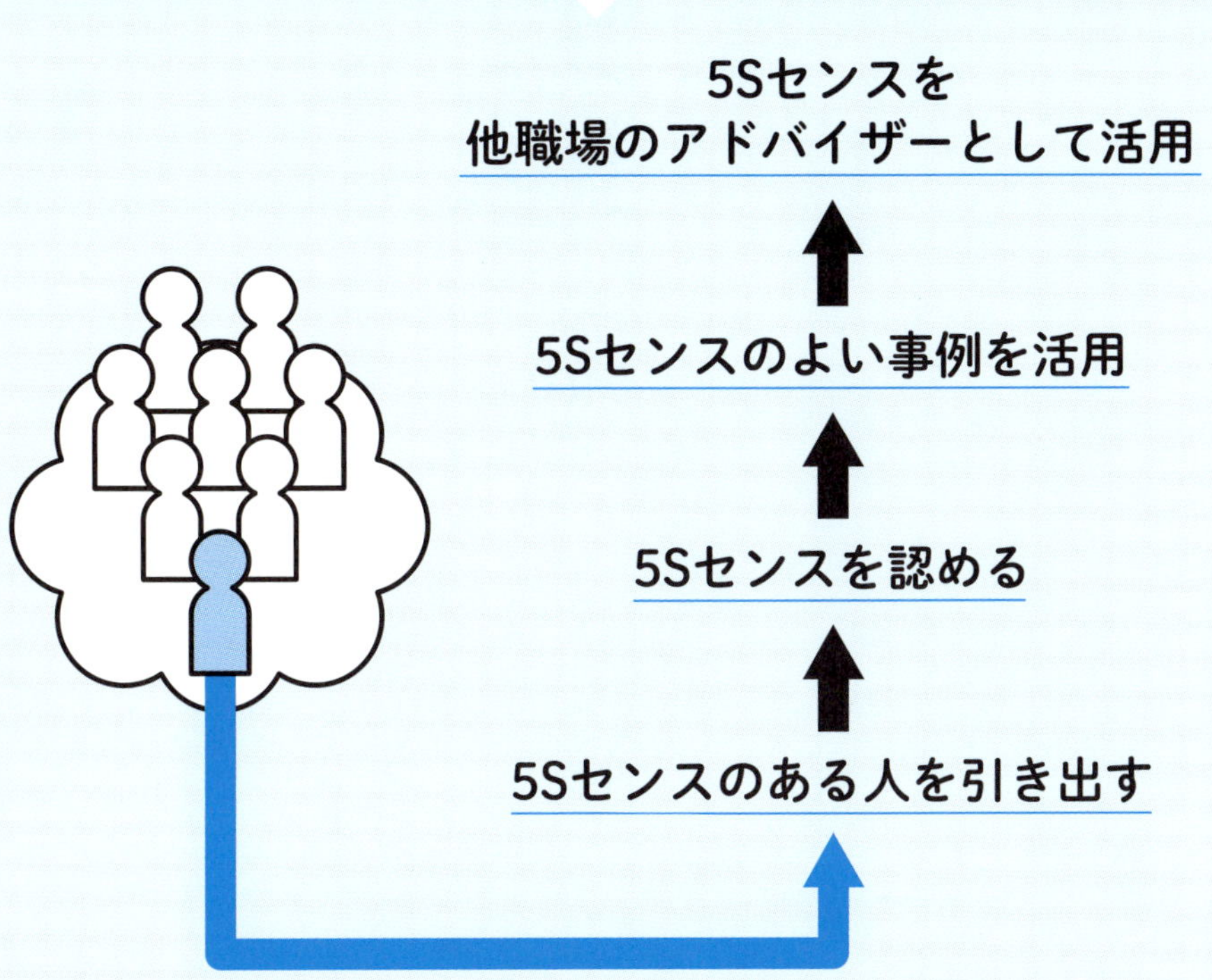
5Sセンスを
他職場のアドバイザーとして活用
5Sセンスのよい事例を活用
5Sセンスを認める
5Sセンスのある人を引き出す

働くこともあります。その意味で、自分の医療機関の事例は、説得力が高くなる場合も多いのです。

5Sのセンスを他部署のアドバイザーとして活躍してもらう

積極的に5Sセンスを活用している医療機関があります。今回事例も提供いただいている東京医科歯科大学・歯学部附属病院では、5Sセンスのよい人を数人ピックアップして、進捗が悪い職場にアドバイスするアドバイザーとして位置づけ、底上げのための取組みをしています。

アドバイザーも、アドバイスしたことの評価もされるため指導に力が入るようです。同じ医療機関にいるのですから、アドバイスはその職場にマッチしています。よく業務や組織を熟知した立場からのアドバイスは本当に有効です。

また、他の職場へのアドバイスをすることは、アドバイザー自身のスキルアップにもつながります。

CHECKPOINT

- □ 潜在化している5Sセンスを引き出しているか
- □ 5Sセンスのよい取組み結果を褒めているか
- □ センスのよい5S事例を他の個所に活かしているか
- □ 5Sセンスのよい人がアドバイザーとして活躍しているか

13

5Sを楽しんでいますか？

せっかく5Sをやるのなら、楽しんでやりましょう。創意工夫をして成功すれば満足感が得られます。また、競争するなどのゲーム感覚を取り入れることも、楽しんで5Sをするために有効です。

5Sを楽しむことが重要

5Sは、楽しみながら取り組むことが成功の基本条件です。しかし実際には、楽しむどころか「いやいや5S」の姿勢で取り組んでいる医療機関を見かけます。いやいや5Sのスタンスでは、成功はおぼつきません。いやいや5Sは「上司がうるさく言うからやる」「5Sラウンドがあるから仕方なくやる」といった受け身の姿勢になってしまいます。結果的に、長続きもしないし、成果にはつながりません。5Sは前向きに、自ら積極的に取り組むことが求められるのです。

自ら積極的に取り組むためには「5Sの取組みが楽しい」ことが重要な要素となるでしょう。

では、どのようにして取り組むと、楽しさを引き出すことができるのでしょうか。ここでは、5Sを楽しんで取り組むための方策を解説します。

創意工夫を取り入れよう

人は、改善に取り組んだ結果として成果が出たときに、楽しいという感情を持つものです。5Sの改善では、よく市販のケースや容器を使うことがあります。とくに100円ショップの商品などは有効に活用できます。もちろん、そうした市販備品の活用もいいのですが、それよりもっと5Sが楽しく、やる気につながる方法があります。それは、不要品などを有効活用するような改善です。本来捨ててしまうような廃棄品を活かして有効活用できたときには、満足度は非常に高まるようです。

自分独自の改善もまた、満足感を得ることができます。5Sはある程度ルールを設定するので制約もありますが、自由に独創的に考えられる分野もあります。たとえば、表示のやり方などはルールが設定されますが、容器の形やモノの置き方などは自由に自分で決められます。そうしたところを探し出して、自分のアイデアを盛り込んだ改善にすることがより楽しく取り組むためのポイントになります。

評価をして競争を取り入れる

5Sの取組みに楽しさを盛り込むもう1つの要素は「競争」です。人はゲーム感覚に楽しさを感じるものです。結果を評価して5Sレベルにランキングを付けることも、5S活動に楽しさを感じてもらう1つの方法です。とくに評価を定量的に示し、ランキングすることがポイントです。

ただ、問題は誰が評価するかです。ここはなかなか難しいところです。医療機関内の職員が評価することは、現実的に難しいでしょう。ここは外部の専門家などから

5Sを楽しく取り組む

5Sを楽しんで取り組む

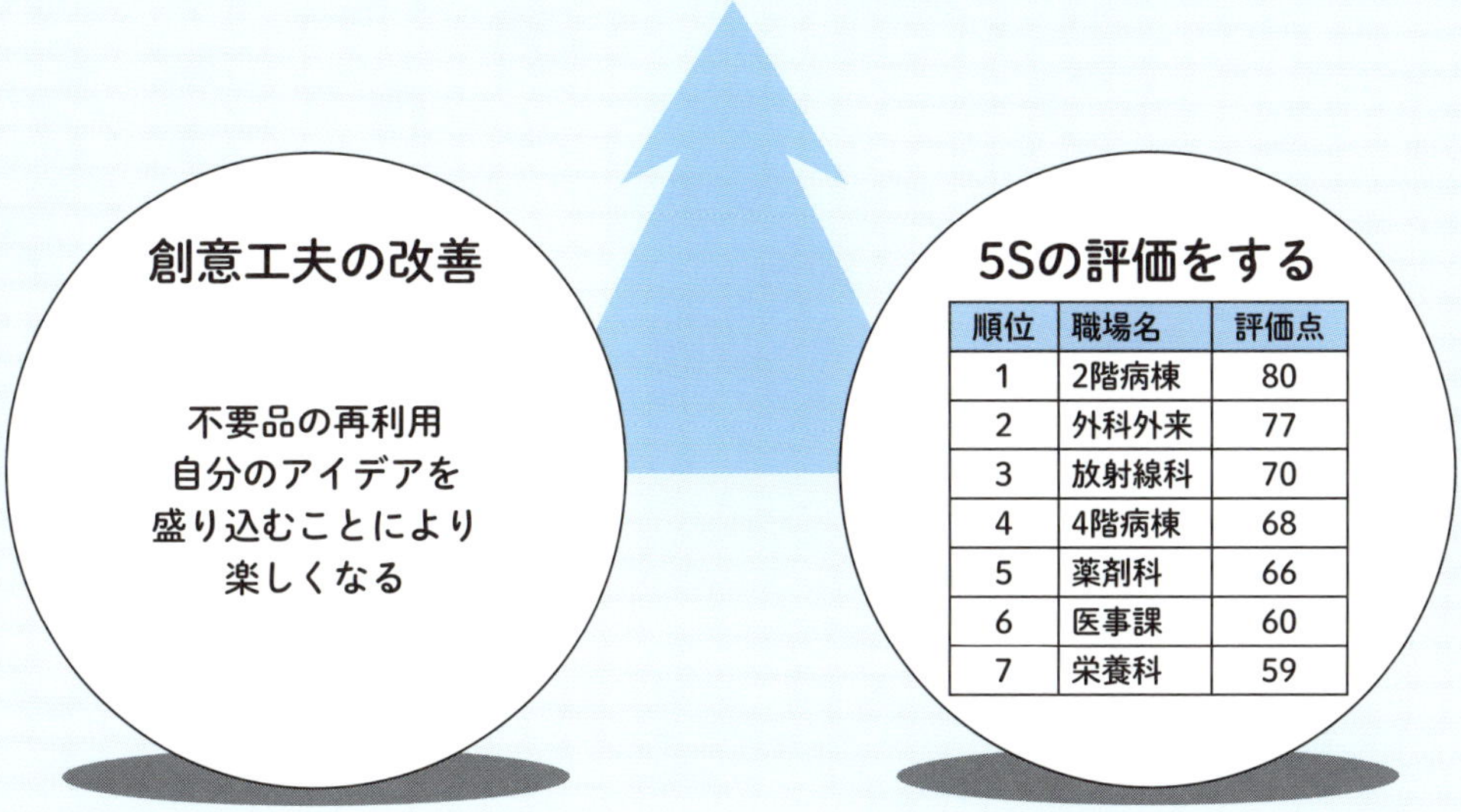

創意工夫の改善
不要品の再利用
自分のアイデアを
盛り込むことにより
楽しくなる
5Sの評価をする

順位	職場名	評価点
1	2階病棟	80
2	外科外来	77
3	放射線科	70
4	4階病棟	68
5	薬剤科	66
6	医事課	60
7	栄養科	59

評価されるような手段を講じる必要があります。良い成果を出した職場に対して表彰するような取組みをしている医療機関が多いようです。表彰を受けることでよりやる気につながり、楽しい5Sになっているようです。

筆者は数多くの医療機関の評価（ラウンドして点数を付ける）を実施してきました。多くの職場は、評価を受けることで改善すべき課題が見つかり、その課題に取り組んで、その結果として高い評価を受けるという過程で、改善の達成感を感じています。

実際に5Sの改善に取り組んで評価ランクが上がってくると、その職場の雰囲気がよくなります。そして、5Sの取組みによって職場が活性化してくることが実感できるようになります。

職場の活性化を実感することにより、さらに活動に楽しさが加わることになるのです。

CHECKPOINT

- ☐ 5Sを楽しみながら取り組めているか
- ☐ 5Sの改善にメンバーの創意工夫が盛り込まれているか
- ☐ 5Sの取組みに評価を取り入れ、ランキングなどを実施しているか
- ☐ 外部の専門家からの評価などを取り入れているか

医療機関インタビュー①

患者様を中心とした医療の専門家集団となるために！

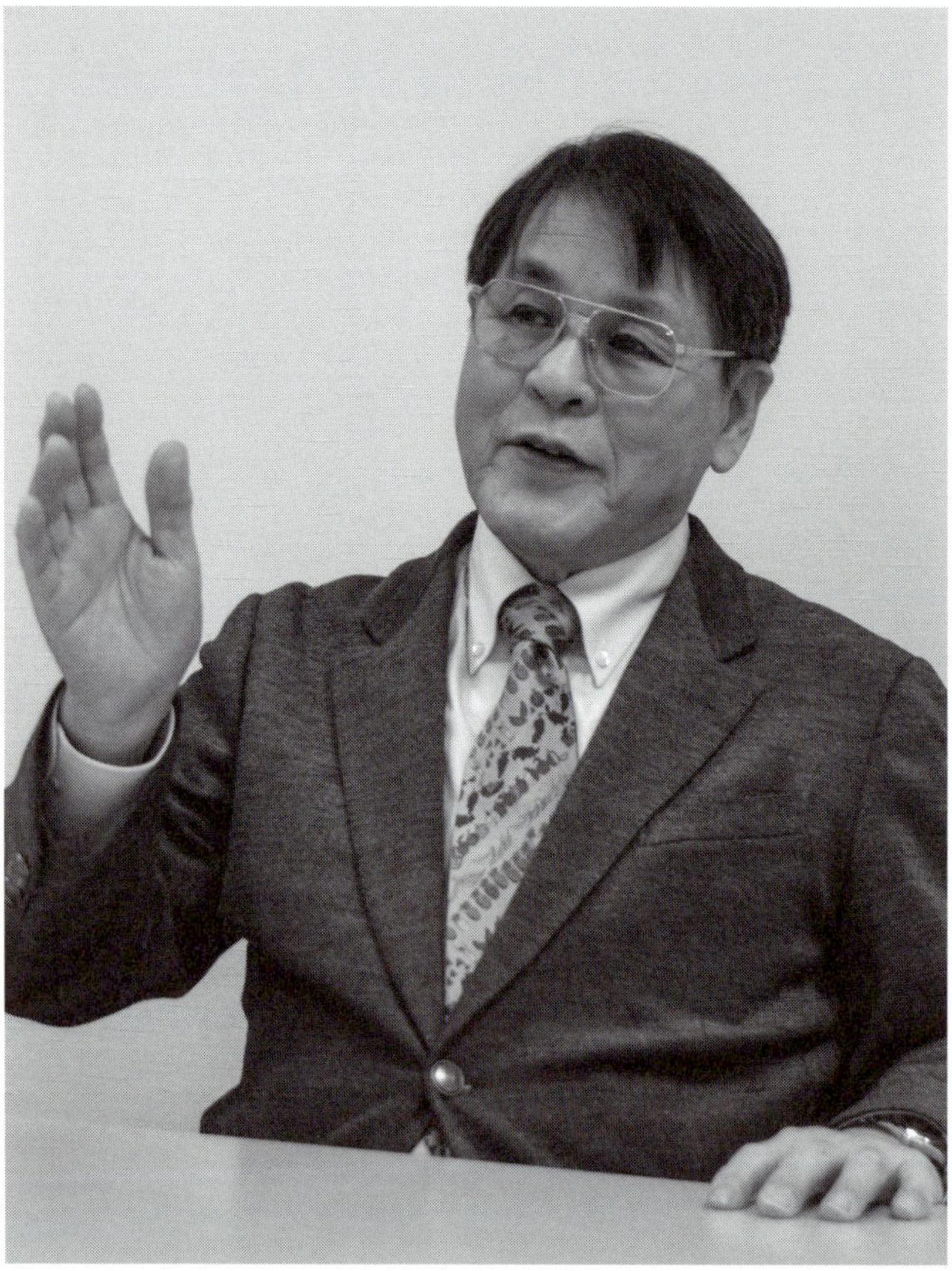

竹島 徹氏

つくばセントラル病院
理事長・院長

――病院の歩みを聞かせてください

竹島　スタートは、28年前に私個人が開設した小さな病院です。その後法人化して規模は大きくなりましたが、巨大化する組織を私自身が管理する術を持ち合わせていませんでした。

　そこで目をつけたのが、世の中のさまざまなマネジメント手法です。業績発表会、コスト削減委員会、そしてＩＳＯ１４００１シリーズ、医療機能評価と、あらゆるものを導入してきました。個人病院という狭い視野から脱却して、社会基準に沿った客観的な組織に成長させたかったからです。

――そして5Sに進むわけですね

竹島　そうです。それぞれの活動は確実に成果を生んできましたが、ある時期にさしかかると停滞してしまう。そこで、もう一度内部に目を向けて、基本的なところからやり直したいと思いました。「組織横断」で、経営者だけでなく現場も実感できるように、もっと直接的で目で見てわかる活動にしたい、それには5Sが最適だろうと考えたのです。

　私自身、経営者であり医師であるという立場できたものですから、「患者様を中心とした医療の専門家集団」を動かす難しさを痛感していました。ある意味、その弱点を解決する術を探し続けていて、5Sに行き着いたと言えるのかもしれません。

――5Sと医師の関係について

竹島　導入当初から、医師を中心に回そうとは思っていませんでした。医師は、技術で患者を治療する専門家です。5Sによるメリットを享受して、仕事がやりやすくなれば、それでいいのです。この点は、他の医療機関とは少し違うところかもしれません。

　ただ、周りに触発されたのか、医師自身の協力や、ヒヤリ・ハットの報告件数などが増えてきました。このような5Sの広がりはとても嬉しいところです。

――キックオフ当時の話を

竹島　キックオフ以前から、全体的に広報活動して5Sの導入主旨を全員に理解してもらうように働きかけました。同時並行して、他の病院だけでなく、5Sを実践している工場見学を企画して、160人いる役職者全員が参加して、5Sのよさを実感してもらいました。

導入するからには、「病院全体で本気になって取り組むのだ」とアピールすることが大切ですね。こうした意志表明によって、全体のベクトルを合わせるのは、私の仕事です。

――全体の組織を教えてください

竹島　介護を含めると、1100人の大きな所帯です。大きく分けると5つの部門、43の部署になります。5Sの推進委員会の委員が14人、その下に活動推進の管理者がいて、さらにその下に実践部隊の長である5Sリーダーがいるという組織です。

具体的には、月1回の推進委員会で決定したことを推進管理者が部門に展開して、リーダー中心に活動する。そこでは、外部も巻き込んで、一緒に活動しています。

――外部も巻き込んで？

竹島　たとえば、委託している清掃会社にも参加してもらっていて、正しい清掃のやり方や薬品の選定など、アドバイスをもらっています。いろいろな提案もいただいており、共に活動しているというイメージです。

――変わったと思うのは？

竹島　5Sのいいところは、誰もが見た目でわかるというところですね。また各ラウンドで職場のレベルが点数ではっきりわかりますから、管理者も含めて手抜きは一切できません。そうした個人個人の意識が一番変わったと言えるでしょう。

また、これまであまり目立たなかった人材が、5Sによって人が変わったようにイキイキと活動をして、その人が周囲に影響を与えるといった事例が、どの部署にも生まれてきました。

――個人が周囲に影響を与えているのですか？

竹島　不思議なもので、どこもそう、組織が変わるんですよ。そして、組織が変わると、抱えていた課題の打開策が生まれてきます。PDCAが1回回ると少しよくなる、そしてそれを認めてあげると、もう1回PDCAが回る、こうした連鎖が職場を確実に変えていくのでしょうね。

――今後は「業務の5S」に注力されるようですね

竹島　医療の世界に「効率」という言葉はそぐわないように思われがちですが、決してそうではありません。組織である以上、最低限の利益も得なければなりませんし、効率が上がればそれだけ投資もできて、患者様のメリットにもつながります。業務の5Sによって効率化を推進することは、医療機関・患者様ともにメリットを享受できるのです。

これまで培ってきた5Sの活動によって、進め方や考え方のトレーニングはできてきました。手法やツールを身につけたのだから、絶対に課題は解決できます。そうした風土ができてきた。私が望んでいるのは、まさにこの部分です。

作業の効率化、コストの低減、そして何よりも、ここに集うメンバー全員がイキイキと仕事に取り組むことによって、地域医療に貢献できる存在となること、「患者様を中心とした医療の専門家集団」となることが私の夢であり、つくばセントラル病院の究極の姿でもあるのです。

PROFILE

竹島 徹氏

1966年 千葉大学・医学部を卒業し、同第二外科に入局。74年から1年間、米国マウントサイナイ大学医学部に勤務し、筑波大学臨床医学系外科を経て、88年につくばセントラル病院を開設する。1993年から現職。趣味は、最近習いはじめた詩吟。

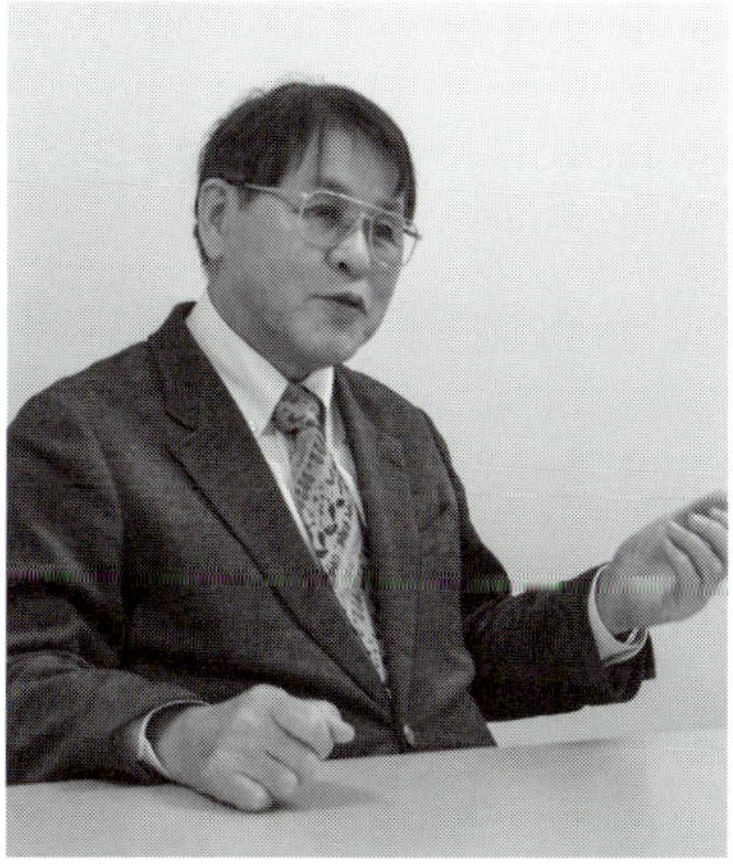

医療機関インタビュー②

部署、職種を超えてコミュニケーションが広がる5Sの力

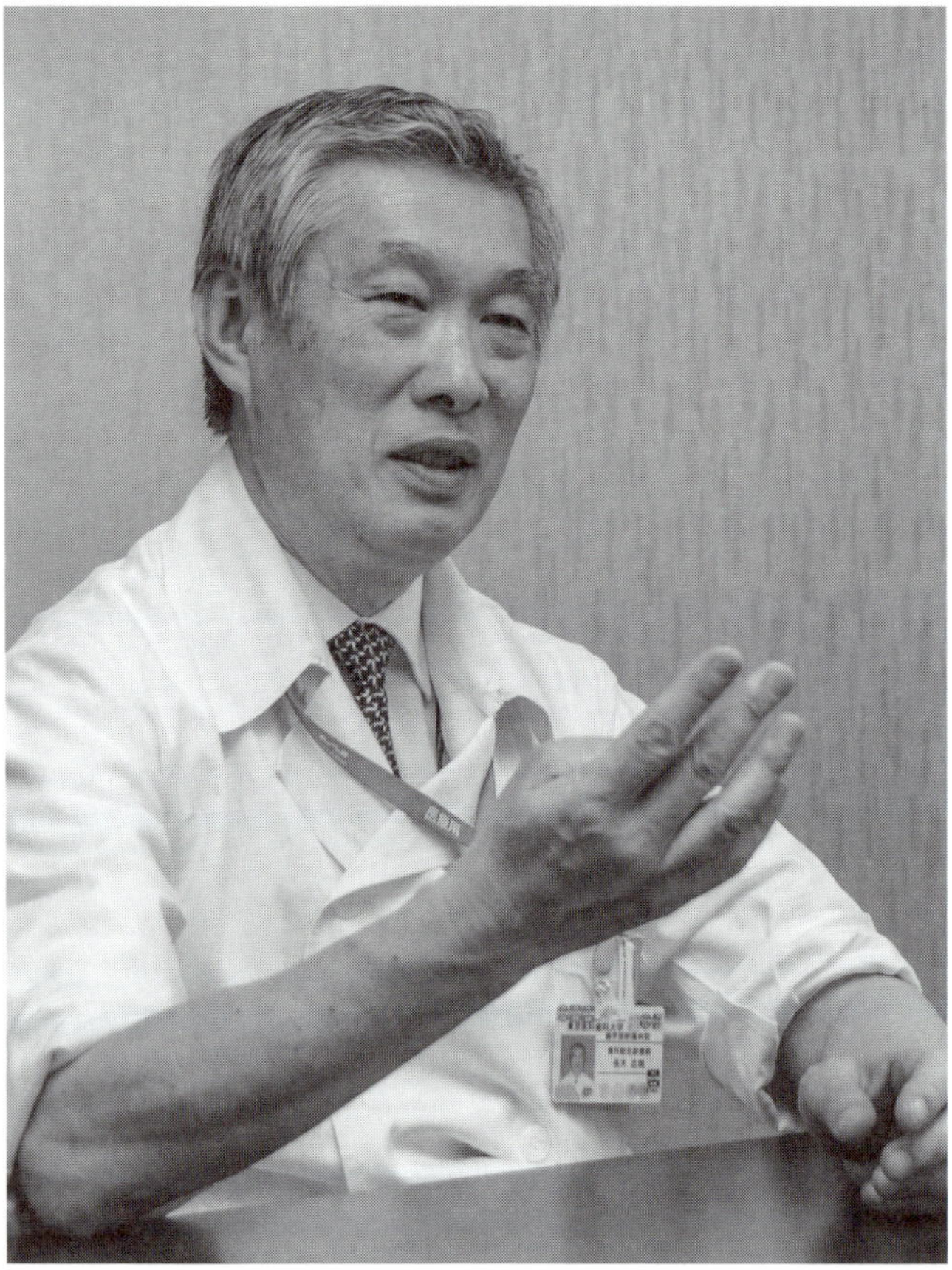

保木志朗氏

東京医科歯科大学・歯学部附属病院
副病院長・5S 推進委員長

――5Sを導入するきっかけは？

保木　当院の外来には、日に2000人の患者がいらっしゃいます。また、歯科医師をはじめとするスタッフ数も圧倒的に多いという特徴があります。限られたスペースの中で、医療ミスをなくしサービスを向上させるにはどうすべきか、これが病院サイドとしての取り組むべき課題となっていました。

また当時は、日本医療機能評価機構（病院機能を評価する外部団体）の審査を歯科の病院として日本で初めて受審することになり、職種を越えた教育テーマを模索している時期でした。

ちょうど、看護部と歯科衛生保健部が一緒に5S活動をスタートしようとしていた時期が重なり、病院長に相談したところ「病院全体として5Sを導入」することになりました。そこで私が委員会の委員長となって、平成23年5月に、スタッフを集めて5Sのキックオフ大会を開催しました。

――周囲の反応はどうでしたか？

保木　トップダウンの強い表明もあって、やらざるを得ない雰囲気はありましたね。他の病院では、「周りは一生懸命やっているのに、医師だけが消極的」という話を聞いていたので、歯科医師の巻込み方は意識して進めました。

というのも、他の病院と違って、当院は看護師や歯科衛生士などよりも、歯科医師の方が多いという特徴があるのです。5Sを導入すると決まった時点から、歯科医師を除くという発想はまったくありませんでした。

――どのように進めたのですか？

保木　工夫したのは、全員が5Sを体験することです。まず、5S推進委員15人を4、5人のグループに分けて、通常業務が終了した時間帯に実際の5S活動を行いました。核となる委員自ら、まず実際に手を動かしてみた。この経験がのちの活動に大きく影響しています。その後、病院全体27の部署で活動が始まりましたが、各委員がそれぞれのグループのアドバイザーとなって、活動の推進役として機能しました。

――5Sの伝達教育ですね

保木　中にはアドバイスがうまい

委員も現れて（スーパーアドバイザーと呼ばれる）、進捗が芳しくない部署にはそのメンバーを投入しました。すると不思議なもので、一挙に現場が変わり、メキメキと成果が上がってきました。

――5S推進委員会委員と5Sリーダーが大活躍ですが、中には、不満分子も現れたのではないですか？

俣木　1～2割の人たちは、最初のうちは悲観的でしたね。そうした人の中には、リーダーをやってもらうと、見違えるように5S活動に取り組み、大活躍してくれるようになった人もいます。

また、実際に活動して5Sのよさがわかってくると、現場は一挙に変わるものです。階段を上がると景色が変わるように、経験を積むうちに、これまで気づいていなかった課題が、見えてくるようになりました。「動線がさぁ」といった言葉が日常会話に出てくるようになりました。「気付きとやる気によって人が変わる」姿を目の当たりにしてきました。

――運営にあたってのコツとは何？

俣木　ひと言で言えば「5S活動をしてもらうための環境づくり」です。裏方に徹しながら、常に働きかけること、次々と新しい課題と目標を与え続けることだと思います。

――5Sをやってよかったと実感したことは？

俣木　当初はスペースの確保を目的にスタートした5Sですが、実際にやってみると、想定していたよりももっと大きな成果を体感できました。当院の場合はコミュニケーションです。病院には、歯科医師、歯科衛生士、看護師、薬剤師、歯科技工士、放射線技師、臨床検査技師、事務職などさまざまな立場の人々が、それぞれの部門の中で仕事をしています。仕事上の触れ合いがあまりないこともあります。

たとえば、5S推進委員会委員はあらゆる立場の人間が一緒に行動します。従来つながりが少なかったところにコミュニケーションが生まれ、これが5S活動以外の日常業務で役立っている例が数多く出てきました。

人が変わる、コミュニケーションが円滑になる、想定していた以上に、5Sの成果が生まれてきているのです。

――2016年度からは、業務の5Sが評価項目に加わるとか…

俣木　歯科医師をはじめとして、当院の職員は非常に優秀な人ばかりです。新しい目標を与えれば、必ず新しいステージで活躍してくれると信じています。確かに業務の5Sはわかりにくいかもしれない。しかし、これまで培ってきたモノの5Sで、進め方やコツ自体は身に付いています。

彼らには、時間はかかっても、自分たちだけでやり遂げてきたという自信があります。5Sを切り口とした仕事そのものの改善は必ず進むと期待しています。

業務となると、他部署を巻き込んだ形の活動になるでしょう。そこでさらにコミュニケーションが活発になって、人が変わっていく、今から楽しみですね。

こうした流れは、医療安全にもサービス向上にもつながるでしょう。5Sによって構築された素地というか土台が、職員全員の意識を変え、病院全体を変えていく姿を、これからも内側から見守っていきたいと思っています。

PROFILE

俣木志朗氏

1953年生まれ。1978年に東京医科歯科大学を卒業し、長崎大学歯学部を経て、1995年に東京医科歯科大学に戻る。2005年から現職。仕事を離れると、1976年モントリオール五輪では、日本代表エイトクルー（ボート）のメンバーとして参加している。

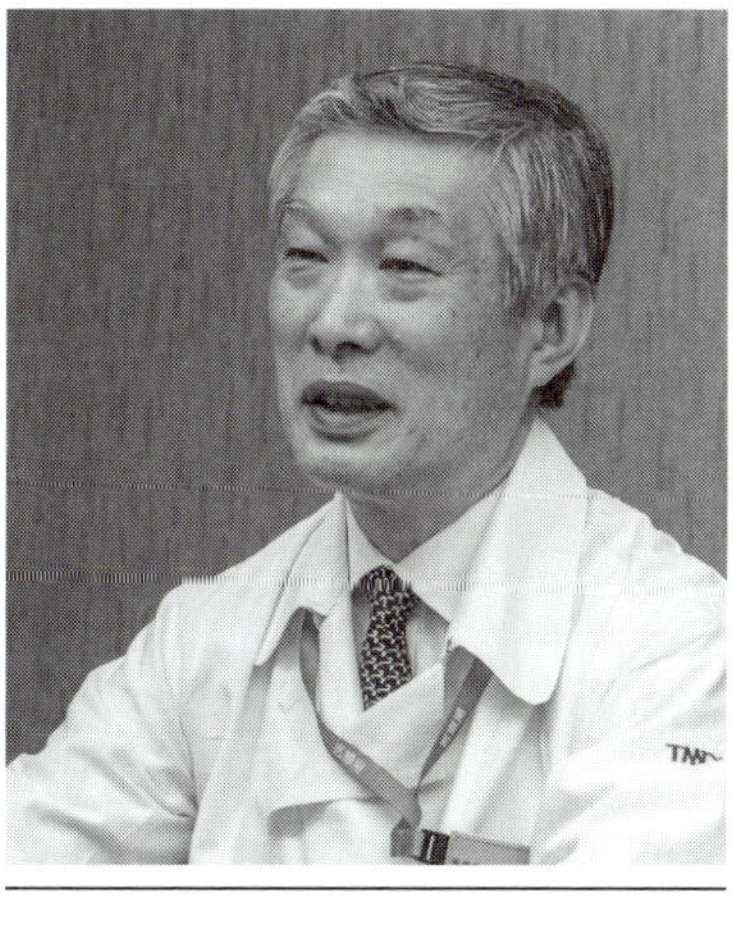

医療機関インタビュー③

5Sは、人を変え、風土を変える最高のツール

谷敷圭美氏

広島市医師会
臨床検査センター事務部長

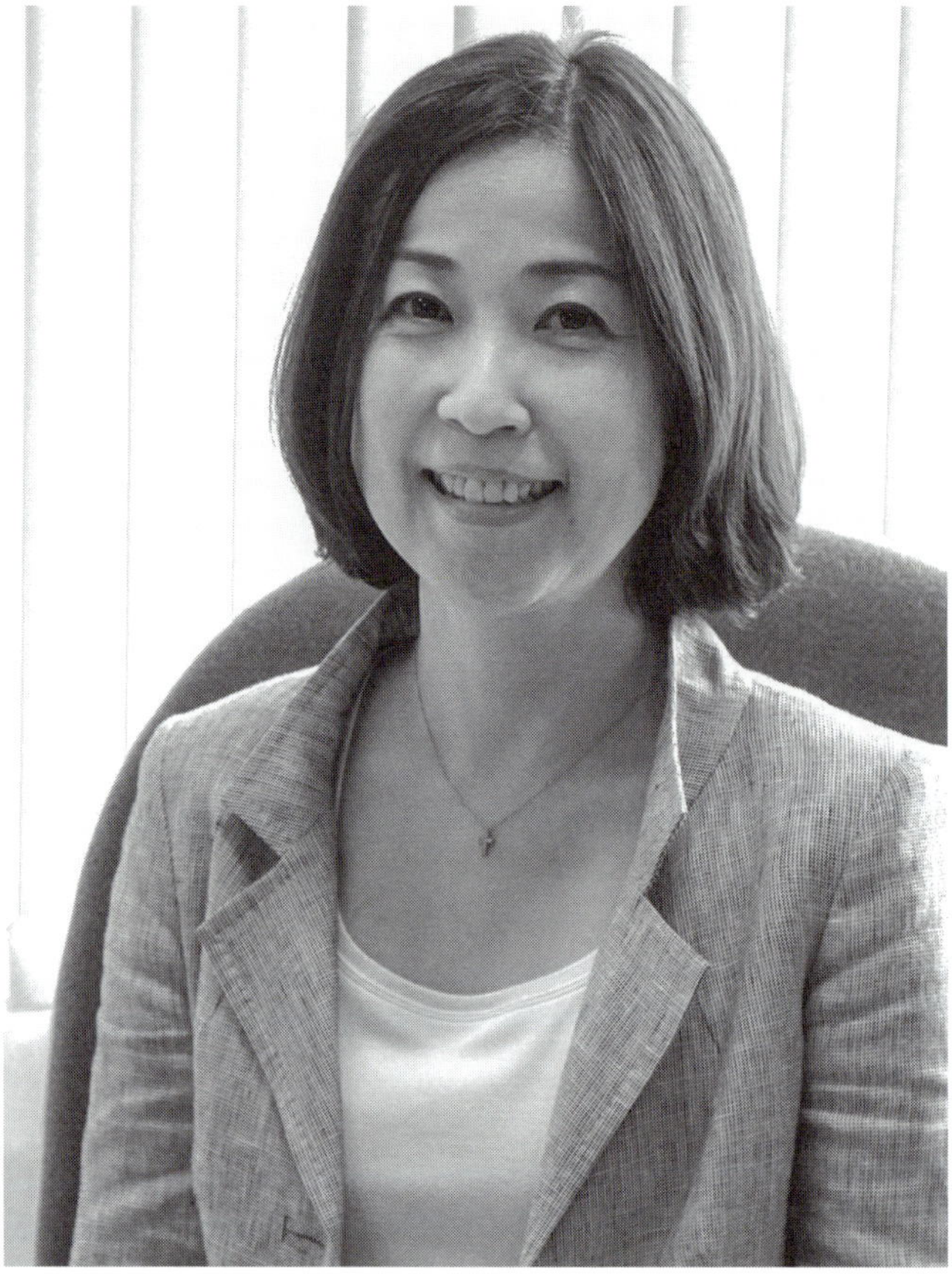

—5S導入のきっかけは？

谷敷 検査センターでは、平成21年にリスクマネジメントの活動がスタートしました。その3年後、次年度の活動目標を決めるときに、委員会の各グループが「5Sがやりたい」と言い出したのです。

—なぜ5Sを？

谷敷 以前私が、医療5Sの先駆者・竹田綜合病院（福島県会津若松市）の5S監査に立ち会ったことがあり、その中身を委員会で報告していました。5Sは口で説明するよりも、実際の現場を見ればわかります。そこで意識的に写真を多く掲載して、職場がどれだけキレイになるかを見てもらいました。やっぱり、写真の威力は大きくて「あんな職場になりたい」という意見が多く集まって、それが5Sを導入するきっかけとなりました。

—確かに、キレイな職場は見ればわかりますからね

谷敷 そうなんです。しかし、5S本来の意味からすると、表面上キレイになるだけでは意味がありません。管理を見える化して、決め事を守る、職員の意識を変える、当たり前のことを当たり前にできる職場になることが大前提です。全員やる気になってくれたのですが、中途半端にやるくらいなら、やらないほうがいい。逆に不安になってきたことを覚えています。

—しかし、全員の総意？ 反対意見はなかったのですか？

谷敷 リスクマネジメントを3年間やってきて、人や組織に関する課題が見えてきたところでしたから、それを5Sで解決したいという意識が組織全体にあったのだと思います。

—その仕組みはどうしたのですか？

谷敷 まず、役員に目的と効果を説明し、5Sの全社的な導入を承認していただきました。次に組織づくり。中核となる専門組織をつくって、まず管理職に推進メンバーになってもらい、その下に主任クラスの実行メンバーを組織しました。このメンバーには高原先生の講義を受けてもらい、5Sに対する理解を深めてもらいました。

次に全職員を対象とした研修会

を数回開催して、3年計画で、1年目、2年目、3年目と、ゴールのイメージと進め方について理解してもらいました。

——その時点で反対勢力はいなかった？

谷敷　「活動しない」というおとなしい反対はありましたけどね（笑）。半年後のアンケートでも、「お金をかけてキレイにするのはムダ」「帰宅時に片付けて、また翌日元に戻すのはムダ」といった意見があったのも事実です。

——その後彼らはどう変わりました？

谷敷　活動を進めていくと、①率先する先行グループ、②様子見グループ、③否定的なグループに分かれます。①がどんどん成果を出していって、それが実感できると、②や③のグループも興味を示すようになりました。そして同じような成果を実感する、そうしていくうちに、徐々に反対する声は小さくなっていきました。

1年目は「全部捨ててしまうと仕事がやりにくくなるのでは？」「何でも片付ける必要があるのか？」「環境が変わるのは、インシデント、エラーのもとになるのでは？」との声がありましたが、自主的な活動に変わってくるにつれて、後ろ向きな意見はなくなっていきました。

——5Sの定量的な効果は？

谷敷　導入1年目で、経費が13百万円削減できました。もちろん5Sだけの効果ではありませんが、5Sの先行グループはすべて、売上げがアップした中で経費を削減させています。5Sが経営に貢献しているのです。

——5年目を迎え、変わったと思うのは？

谷敷　見た目が変わったことは当然ですが、全体的に、自分たちで職場を変えていこう、そのためにPDCAを回そうという意識が芽生えてきたと思っています。変わることに対する抵抗感がなくなって、「人が変わった」と実感できるようになりました。当初の目標であった「風土改革」「人の成長」は、確実に達成しつつある、いい傾向がずっと続いています。

——何が変わったのでしょうか？

谷敷　個々人の自信じゃないでしょうか。5Sの成功体験が仕事にもつながっていって、「変化を受け入れよう」「職場をよくしよう」という意識が高まっています。よく5Sは基盤整備の活動だと言われますが、ウチでは仕事そのものと言えるかもしれません。

——今後は「業務の5S」にチャレンジしていきますね。

谷敷　私自身、スゴク期待しているんです。業務全体を洗い出して、要らない業務、ムダをなくして、要る業務を整頓する、考え方自体はモノの5Sと同じです。

これが軌道に乗ってくれれば、生み出される成果は従来と比較にならないほど大きなモノになるでしょう。今からとても、期待しています。

——最後にひと言

谷敷　始まりは「職場をキレイにしたい」でかまいません。だけど、結局5Sは人を育てる最高のツールですから、必ず思いがけないほどの成果が生まれます。

ただ、中途半端にやることだけは止めてください。中途半端にやって成果が出ないからといって、「5Sはダメだ」と判断することだけはしないでほしい。5S本来の力を信じてほしいのです。

PROFILE

谷敷圭美氏

1982年　東海大学医療技術短期大学を卒業。社会保険広島市民病院のNICUで10年間看護師として勤務。1998年に広島医師会臨床検査センターに入職。2008年から医療安全管理体制の構築や5S活動を通じた人づくりを実践。2011年から現職。

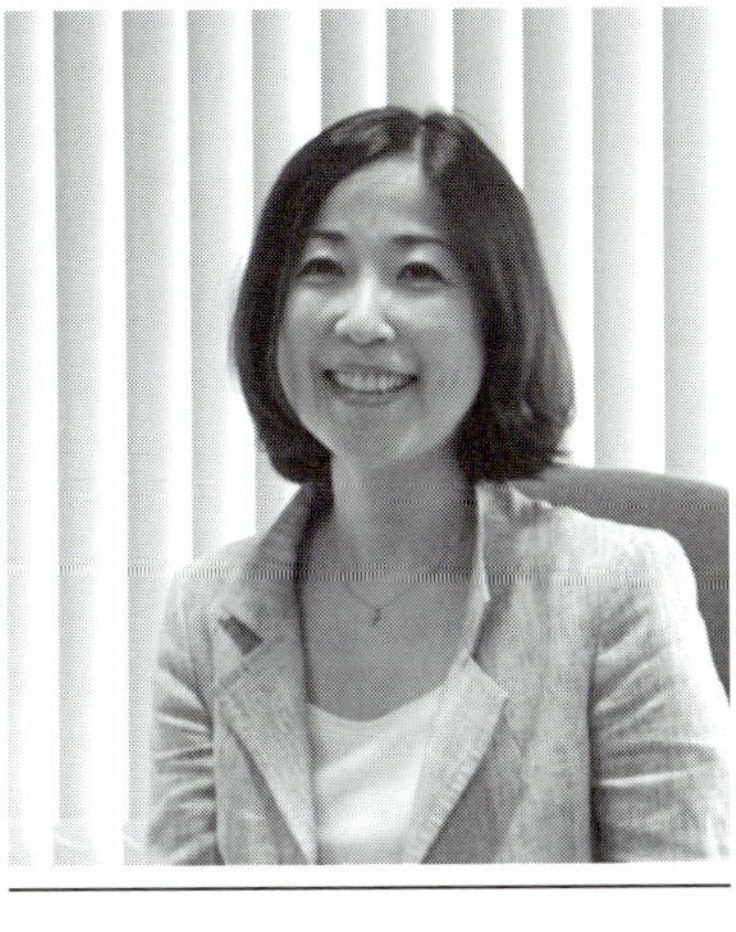

医療機関インタビュー④

モノの5Sから業務の5Sへ継続発展するために!

湯田ひろ子氏

竹田綜合病院
こころの医療センター
看護課長

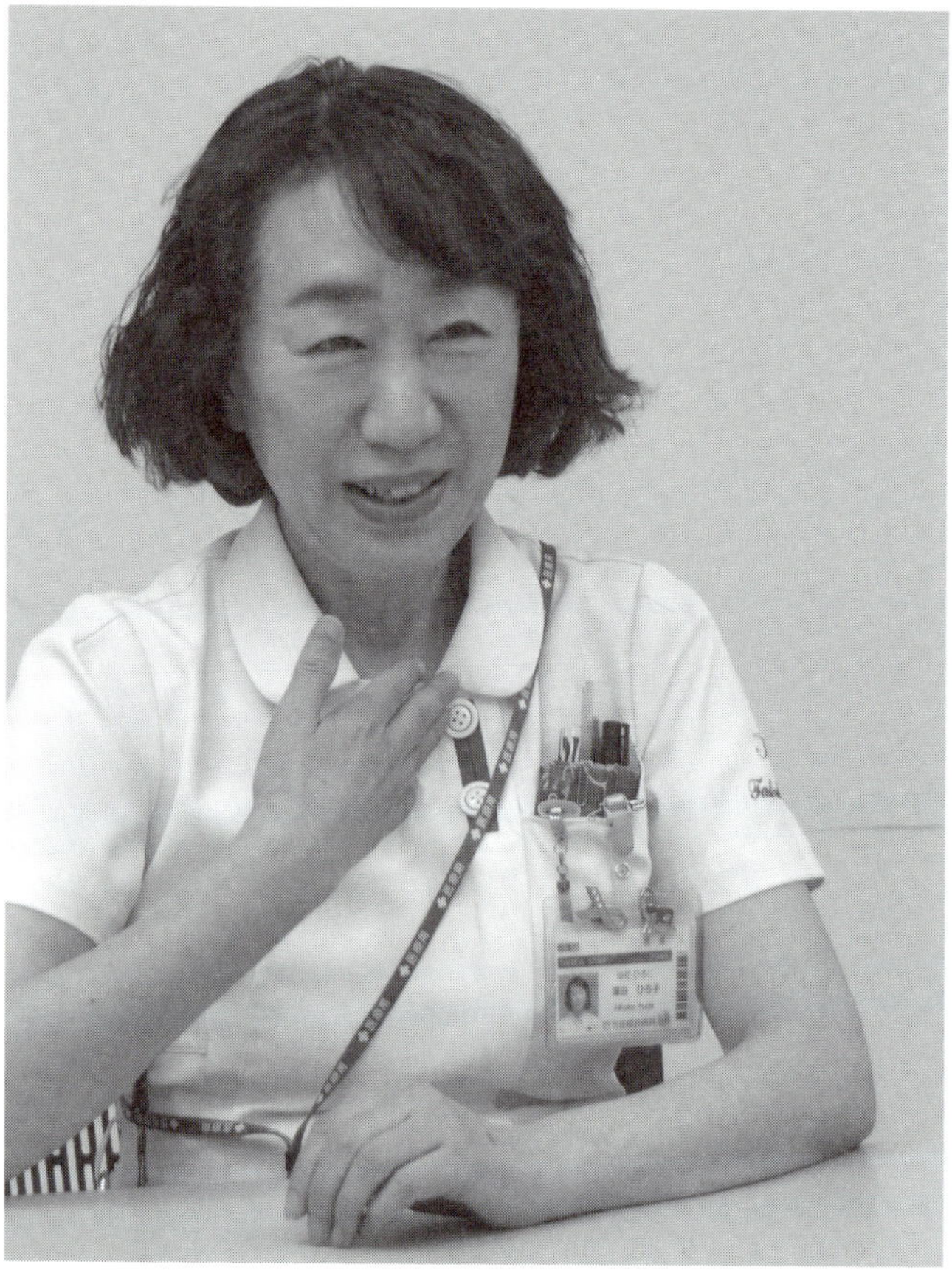

——竹田綜合病院は、医療の5Sでフロンティア的存在です。業界全体が注目していますよ

湯田　5S活動がスタートしたのは平成13年ですから、もう15年になります。当時私はメンバーの1人でしかありませんでした。その頃は病院の建て替え前で、古く狭く、とにかくモノが溢れている状態でした。この雑然とした状態を何とかしたいとの思いから5S導入が決定したと聞いています。

——見習うべき前例がない中で、どうやって進めたのですか?

湯田　モノが溢れていることはわかっていても、どうすればいいのかがわからない。基準も何もない中で、誰も5Sを理解していませんでした。

そこでまず、高原先生の研修を受けて、先生から紹介していただいた電子部品製造メーカーを何回も見学させていただきました。

——製造業の5Sが医療に通用すると思っていましたか?

湯田　正直に言うと、成果が出るかどうかは、誰もわかっていなかったでしょう。医療で5Sが導入されていた例がありませんでしたから。最初はとにかく盲目的にマネをする、手探りの状態から始めました。

——この15年を振り返ってどう?

湯田　戸惑うよりも先に、まず手を動かすことに専念しました。表示をして置き場と定数を決め、ムダだと思っても、トライ&エラーで何度でも繰り返して、それを積み重ねるうちに15年が過ぎたという感じです。

——全体の組織を教えてください

湯田　各職種の代表者が30人で推進委員会を構成して、全体の方針決めをしています。それを支えるのが5Sリーダーで、全部署の職場にいる130人ほど、さらにその下に5~20人のメンバーがいます。とにかく、竹田綜合病院の5Sは、全員参加が大前提です。

——医師はどうですか?

湯田　お医者さんも同様ですよ。医局の代表として、委員会に必ず入ることが決まりとなっています。院長の号令のもと、法人事務局が中心となって、もう15年も病院全体が組織として動いていますから、

5Sが仕事そのものという雰囲気が確かにあります。

――長年の経験から得たコツをひとつ

湯田　まず、悩む前にやってみることですね。やってみなければ不便さはわかりません。ダメだったらまた変えればいい。変わって当たり前だと思えるようになることが進化につながります。

――ただ、導入当初と比べると、目に見える劇的な変化はなくなってくるのでは？

湯田　長くやっているからこそのジレンマは確かにあるでしょう。だからこそ、質を上げるための「業務の5S」に移行しなければなりません。モノの5Sは停滞するかもしれませんが、業務改善のテーマはなくなることがありません。考え方や展開方法が身についたところで、5年前から計画書に組み入れて、評価の対象として取り組んできました。

――どのような取組みですか？

湯田　まず、高原先生から5Sの考え方や進め方についての講義を受け、5Sの視点から、時間のムダ、スリム化、とくに見える化と標準化について再確認しました。各部署の参加者は、自部署の業務上のテーマを持ち寄って改善提案をつくるワークを行いますから、その場でアドバイスを受けて、職場に持ち帰ります。

また、全部署共通のシート（96ページ）に記入するので、そのテーマの目的が安全なのか品質、コスト、効率なのかが共有できるようになりました。何が問題なのか、それをどうしたいのか、シートに記入することで頭の整理ができて、またそれに目を通す上司にも伝わります。他部署との連携では、上司同士がシートを元にディスカッションするようなことが頻繁に現れるようになりました。

――問題の共有化に役立つ？

湯田　業務改善となると、自部門だけでの解決は少なくなります。ただ、他部門の仕事内容がわかりません。こういう理由でこうした流れにしたいのだけれど、何か支障はあるだろうか、できないのはなぜだろうか、他部門と協議するには、「5Sは仕事そのもの」「全員が一丸となって取り組む」「何のために5Sをやるのか」などの共通認識が必要です。それさえしっかりしていれば、連携は難しくないですよ。

――これから5Sをやってみようとしているところに向かってひと言

湯田　5Sは自分のためではなく、人のためにやってください。共有物を使ったら元に戻す、「人のため」という考え方を1人ひとりが持つことで、全員の仕事がやりやすくなります。結果として医療安全や院内感染防止、接遇、患者満足度の向上、経費節減など、さまざまなところに間違いなく効果が出ます。さらには、職場の雰囲気は確実に良くなります。これは、自信を持って言えます。

以前、機能評価を受けたときに、「竹田さんは明らかに他の病院とは違う」と言われました。それは「5Sが徹底されているからで、皆さんは気づかないかもしれないけれど、他にはない強みを持っているからだ」とお褒めの言葉をいただきました。みんな、涙が出るほど嬉しかったんですよ。

5Sを通じて、こうした思いを、皆さんの職場でも味わってもらいたいですね。

PROFILE

湯田 ひろ子氏

竹田看護専門学校を卒業し、1982年に竹田綜合病院に入職し、脳外科病棟に配属。その後、精神科、透析、救急病棟、腎臓内科、放射線、脳外科と幅広い部門で活躍し、現在は精神科に勤務。13年前の5S導入時から5Sに関わり、10年前から現職。

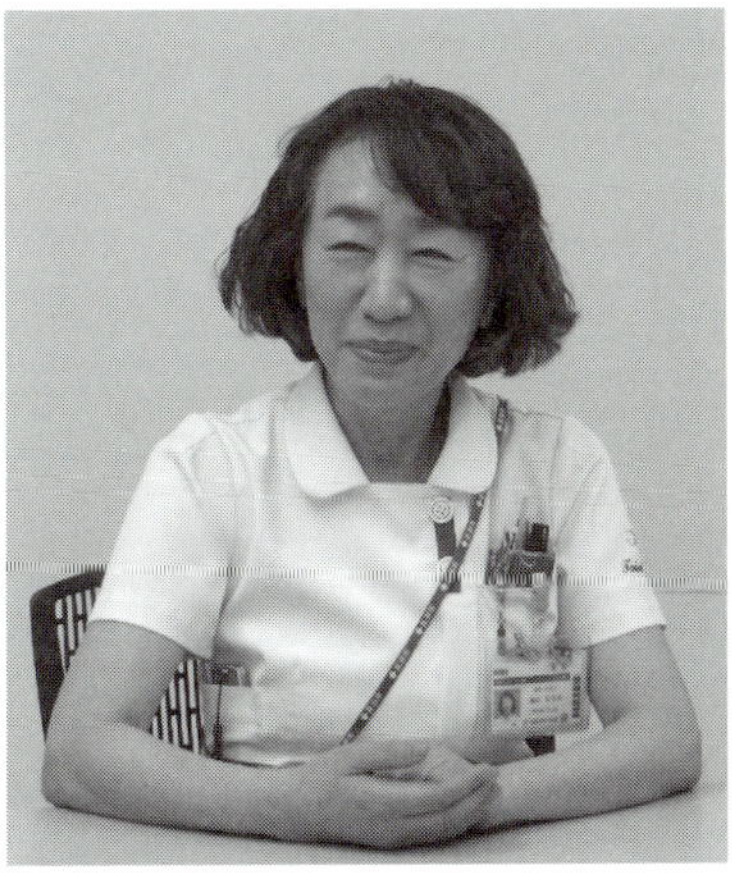

職場の5S

5S OF WORKING AREA

CASE 1

竹田綜合病院

MRI検査の受付から会計までの運用方法の改善

5S活動のスタートから15年を経て、活動が「モノの5S」から「業務の5S」へと進化しています。対象となるのは業務プロセス。患者の立場から仕事のやり方を見直し、ムダを省いて満足度を向上させました。

患者の視点で従来の業務を見直す

発想のきっかけは？

山鹿クリニック内にはMRI検査機械がないので、竹田綜合病院で検査を行っています。中でも、小児のMRI検査は鎮静が必要なので、竹田綜合病院小児科の医師に鎮静の指示を出してもらっています。

そのため、患者は竹田綜合病院1階の外来受付で、山鹿クリニックの案内票1枚を受け取って、2階の小児科で受付をして、小児科分の2枚目の案内票を受け取ります。

患者は乳・幼児なので対象は親です。子供にも手がかかるところに、受付が2ヵ所、案内票も2枚と混乱しやすいので、改善したいと思いました。

苦労した点は？

山鹿クリニックの医事課、竹田綜合病院の医事課と小児科に現状を説明して、どのようにすれば患者の負担が軽減できるかという改善策を提案しました。

他部署への依頼となるので、相手に大きな負担をかける対策では、受け入れてもらえません。

そこで、最小限の変更にとどめるためのヒアリングを行いました（左上のQ&A）。

このように各部署の業務内容を明確にしたことで、流れを整理することができました。

従来のやり方を変えることには抵抗があることも多いでしょう。しかし、実施している内容を検討していくと、その必要性が薄い場合もあります。これを止めてしまうことで、業務改善ができるとともに、面倒な手続きもなくすことができました。図は、患者の動きを改善前・後で比較したものです。

5Sの成果は？

整理できたことにより、患者への説明時間が短縮できました。看護師から患者へは、MRI検査の内容、造影時の注意点、食事についてというように、検査以外にも受付や会計の方法まで説明には30分程度要していました。改善後は1回の説明時間が3分程度短縮できました。

こうした説明時間の短縮もさることながら、2ヵ所で受付することがなくなり、案内票の提出も1ヵ所になったことで、患者の負担の軽減ができました。

自部署だけでは、解決できないこともありますが、まずは問題提起し、他部門と話し合いをもつことが、解決のカギになることを感じる結果でした。

かかった費用は？

0円です。

関連部署にヒヤリングした結果

Q 受付を2ヵ所で行う必要性はありますか？

A 小児科で来院確認をしなければならないので必要です。そこで、患者は山鹿クリニックの案内票を持っているので、その案内票で患者確認をしてもらって電子カルテ上で受付をするようにしました（小児科）。

Q 会計はどの時点で発生するのでしょうか？

A 山鹿クリニックの指示によるMRI検査ですから、それに付属する内容（診察、点滴など）は山鹿クリニック医事課で請求します。

小児の造影MRI時の患者・家族の動線

before

①竹田綜合病院 2階フロア受付
▶ CL耳鼻科の案内票の受取り

②竹田綜合病院 2階フロア受付
▶ 本院小児科の案内票の受取り

③小児科外来
▶ 診察・鎮静

④画像診断センター
▶ MRI撮影

⑤小児科外来
▶ 安静・観察

⑥竹田綜合病院 2階フロア受付
▶ 会計（本院小児科の案内票提出）

⑦山鹿 CL 1階
▶ CL耳鼻科の案内票提出

after

①竹田綜合病院 2階フロア受付
▶ CL耳鼻科の案内票の受取り

②小児科外来
▶ 診察・鎮静

③画像診断センター
▶ MRI撮影

④小児科外来
▶ 安静・観察

⑤竹田綜合病院 1階
▶ CL耳鼻科の案内票提出

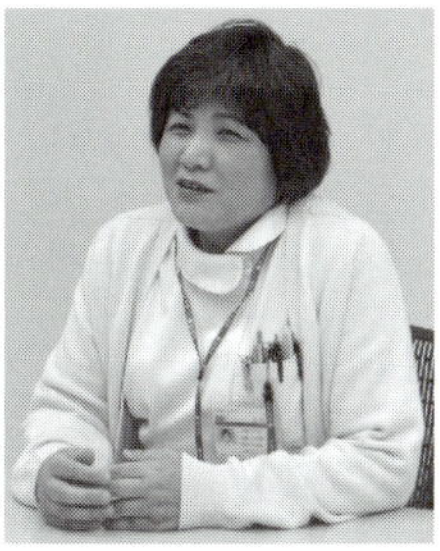

PROFILE

山鹿クリニック看護部
課長
山田いづみさん

この改善によって受付が1ヵ所ですむようになり、業務の効率化ができるとともに、患者のCS向上にもつながりました

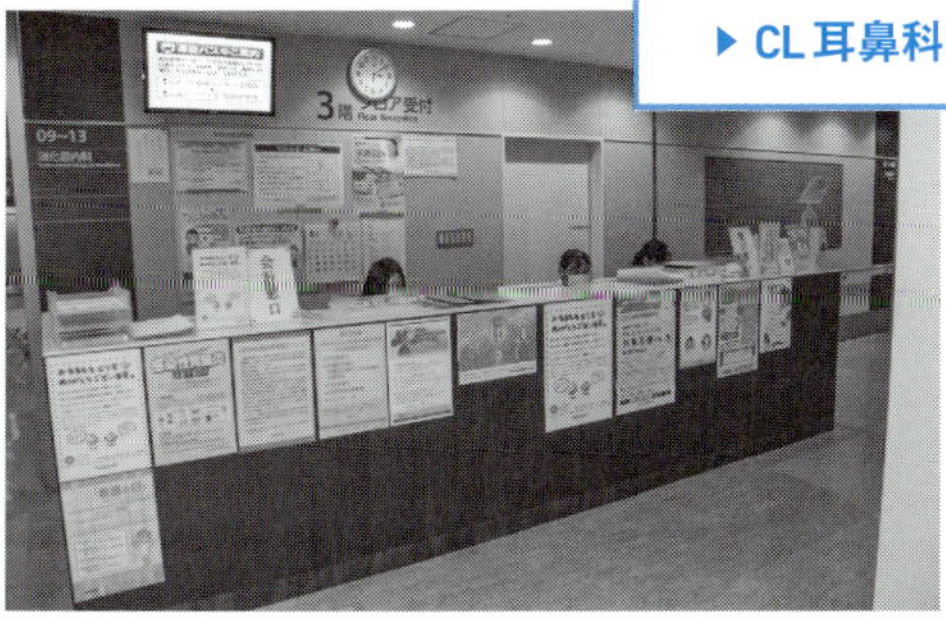

CASE 2

つくばセントラル病院

地道に話し合って全員の意識を統一する！

5Sは全員で取り組むもの。必死でやっている後姿を見て、周囲のみんなも少しずつ真剣に取り組んでくれるようになります。それは医師だって同じこと。こうして5Sの理解が広がっていき、成果が生まれ、チームワークも良くなっていきます。

話し合いで決めた物品管理の基準

改善したかった困りゴトは？

手術室は器具や衛生材料などの物品がとても多く、それらの管理が徹底できていませんでした。物品の紛失が多いだけでなく、期限切れの衛生材料やデッドストックが生まれる危険性もありました。

必要なときに、必要なものがなければ、手術に支障をきたしてしまいます。早急な改善が必要でした。

どのように進めたの？

2008年から5S活動について勉強をはじめ、少しずつ活動してきたので、比較的スムーズに取り組むことができました。

まず、病院の整理・整頓の基準を参考にして手術室内の基準を作成し、スタッフの認識を統一しました。その後、担当場所を決定し、小グループで助け合いながら、基準どおりの整理・整頓を進めました。

この段階では、期限を設定して、リーダーが進捗状況を確認できるようにしました。変更があった場合は、その内容を朝のブリーフィングで報告し合い、必要に応じて申送りノートに記載して、情報を共有しました。

挫折しそうになったことは？

活動時間の調整に苦労しました。スタッフによって整理・整頓に対する取組み方、進め方が違うので、なるべく遅れが出ないように気を配りました。また、プラスチックケースやプラスチックダンボールなどの5S物品が揃わず、活動したいときにできないこともありました。

手術では、使用頻度が少なくても緊急用で置いておくべき器具や材料があります。これらは基準どおりにはいきません。

そのようなときには、1つひとつ医師と話し合いながら決めていきました。医師が変わると、使用する物品も変わってしまうので、その対応にも苦労しました。

どうやって打開したの？

常に進捗状況を確認して、遅れているスタッフの活動時間が確保できるように業務分担を調整しました。また、先行しているスタッフには手伝ってもらうなどの配慮をしました。

物品の購入に関しては、手術室運営会議で医師に5Sについて説明して、相談しやすい環境をつくりました。医師からどうしても捨てられないと言われたモノは、「5SBOX」をつくって期限を決めて管理し、期限を過ぎると医師に相談しました。

定置管理で探すロスをゼロに！

before

まず、棚の上とパソコン周辺の整理・整頓から始めました

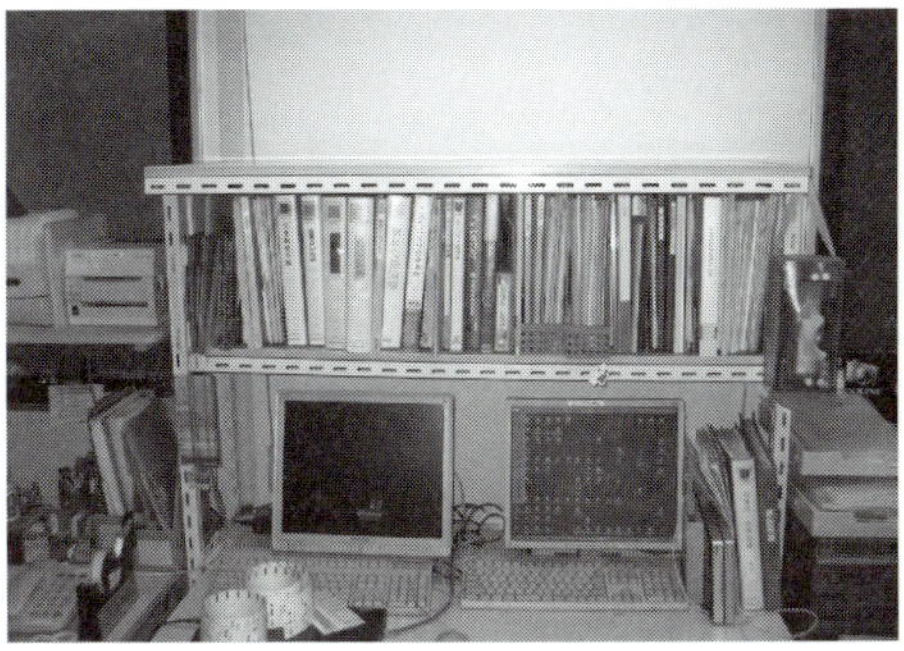

保管のルールなしに、ただモノが置かれていました

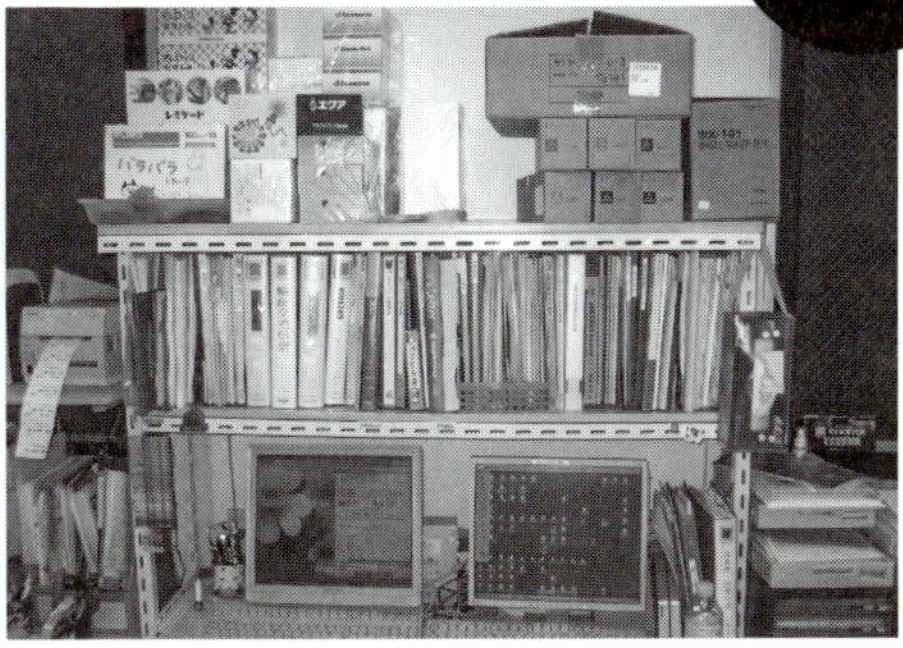

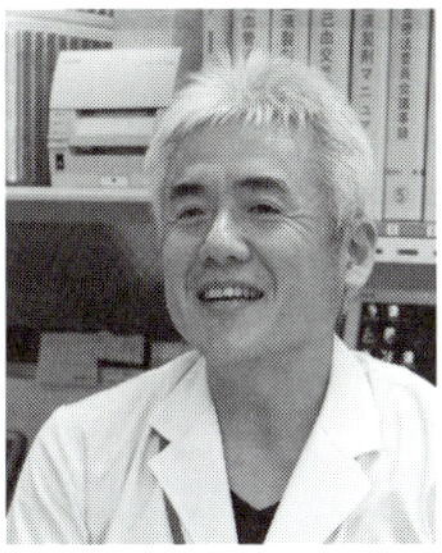

PROFILE

薬剤部課長代行
富島淳司さん

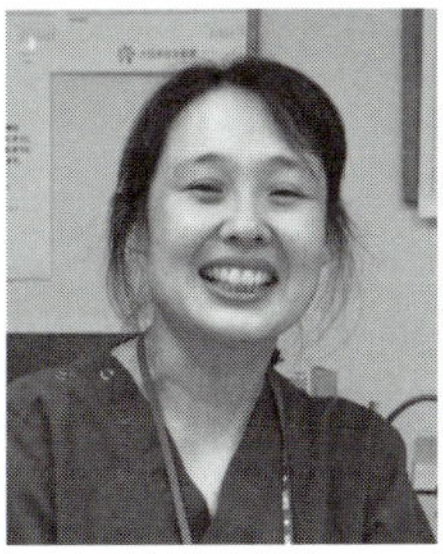

PROFILE

手術室・中央材料室
岸 直子さん

発想のきっかけは？

棚の上にモノが乱雑に置かれていました。必要なモノ・不要なモノが混在していて、ファイルも色や形、大きさがマチマチでした。常に探す手間が発生していて、快適に仕事ができる環境をつくりたいと思いました。

5Sの進め方は？

まず、棚の上にはモノを置かないように決めました。棚の上、パソコン周辺を整理・整頓して、不要なモノを廃棄しました。廃棄した分で収納スペースが確保できました。

ここを見てほしい！

ファイルの形状を統一して、見出しを揃えてナンバリングしました。見た目がキレイになっただけでなく、定置管理もできるようになりました。

after

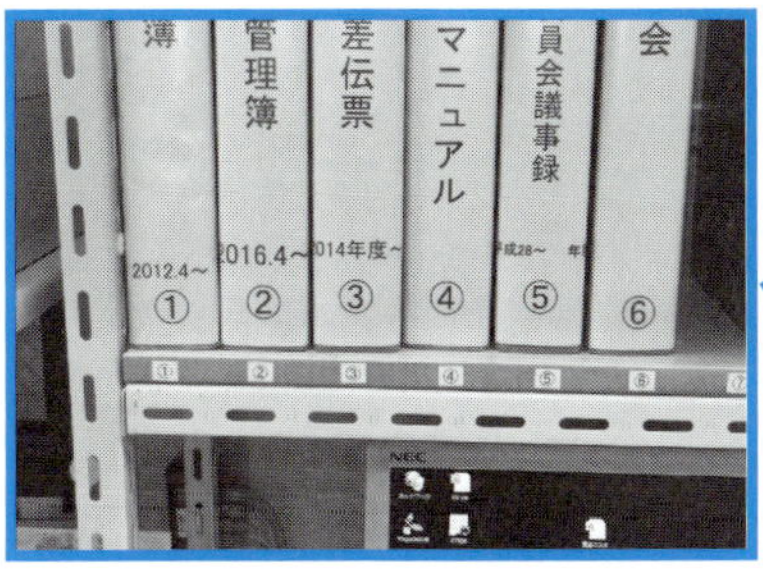

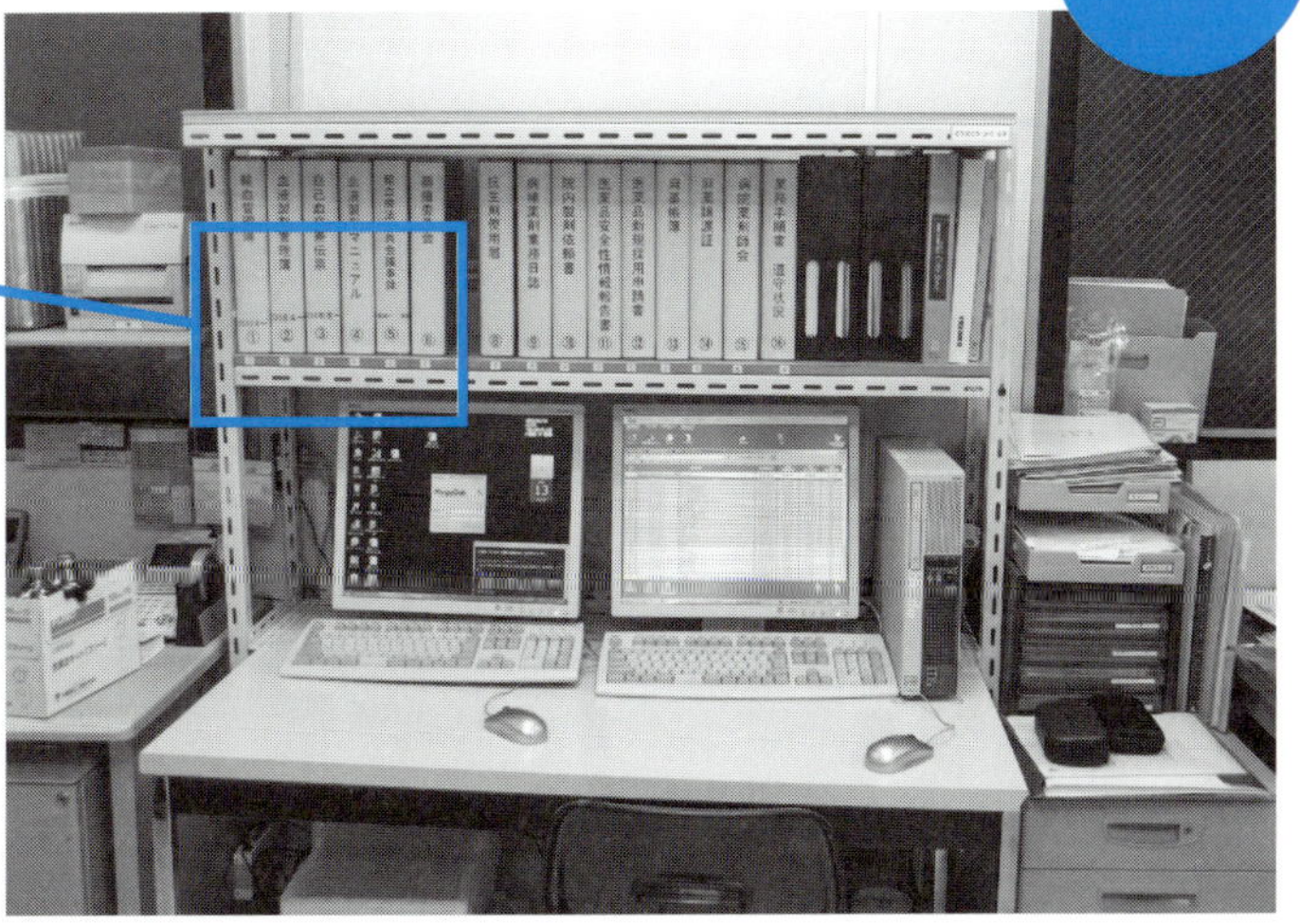

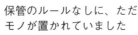

ファイルを統一して定置管理したので、必要なモノがすぐに取り出せるようになりました

CASE 3

東京医科歯科大学
歯学部附属病院

多職種の人 誰もがわかる物品の管理！

多くの部署が行き交う場所は、それぞれの部署の責任者が協議して必要・不要を1つずつ決めていくので、時間も手間もかかります。しかし、その作業によって、コミュニケーションが円滑になり、互いの理解も深まってきます。

不良在庫を一掃するための地道な活動

改善したかった困りゴトは？

歯科材料の収納棚には「いつか使うかも」「急に必要になったとき困る」「捨てるのはもったいない」といった不良在庫が大量にありました。

頻繁に使う材料もかなりの在庫数があり、モノがあふれている状況でした。また、収納場所が点在していたこともあり、必要なモノを探すのに時間がかかっていました。

どのように進めたの？

徹底的に整理をしました。まず必要・不要に分けて、不要と判断したものは責任者が確認して、処分または他部署での再利用品としました。それによって在庫量が大幅に削減できたので、収納棚を廃棄し、スペースが確保できました。そこで、動線を考えた収納に変更できました。

また、看護師、歯科衛生士、看護助手それぞれが現状の問題点を出し合って、どう改善するかをみんなで検討しました。整理・整頓を実施するにあたっては、5Sリーダーがつくった綿密な計画をもとに役割分担し、全員で実行しました。

苦労した点は？

多職種がかかわる場所なので、歯科材料などの知識に差があって、配置の決定には苦労しました。また、女性がほとんどという部署なので、大きなモノの移動は大変でした。

どうやって打開したの？

歯科材料などの配置については、歯科衛生士がリーダーとなって決定しました。また、力仕事は他の部署や5S推進委員会の委員に手伝ってもらいました。

5Sの成果は？

歯科器材・材料の在庫量を見直し、定数を減らしたことで、モノの整理・整頓がしやすくなり、整頓の状態が維持しやすくなりました。

また、収納方法を棚から引出しに変更したことで見やすくなり、モノを探す時間が短縮され、在庫量の管理もしやすくなりました。

さらに、歯科材料の保管スペースが減少して棚を廃棄できたので、新たなスペースが生まれ、それを有効活用することができました。

棚卸実施者数は、3人から2人に減らすことができ、業務改善につながりました。

こうした経験によって自分たちの業務を見直し、改善する習慣がつきました。多職種で話し合う機会も増え、連携が取りやすくなりました。

収納方法を変えた歯科材料の見える化

before

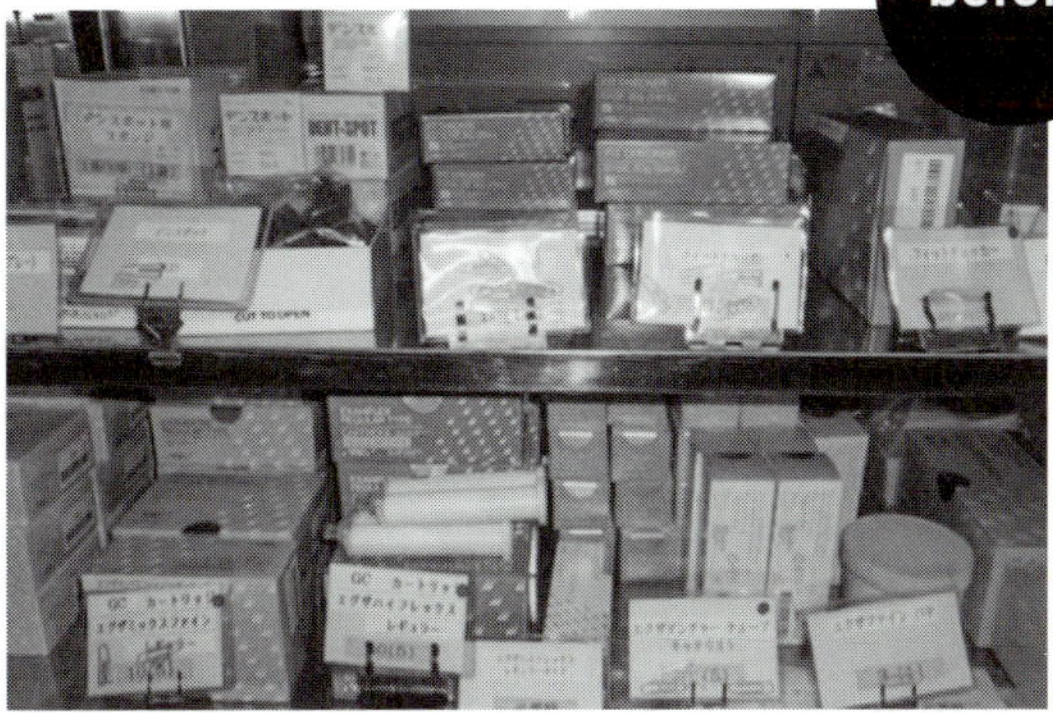

歯科材料は、多くの種類が棚に乱雑に入っていたので、探し出すのが大変でした

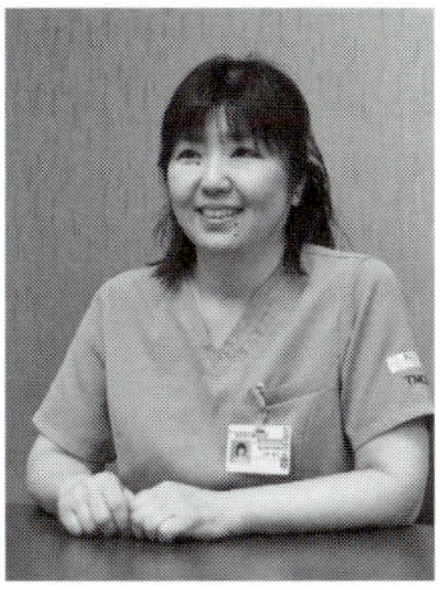

PROFILE

歯科衛生保健部
小西 富代さん

発想のきっかけは？

看護助手は3年で交代するので、そのたびにモノを探すのが大変そうでした。そこで、引出し収納にすることで、物品の数やモノの名前などを瞬時に把握できるようになりました。また、あるべき場所を明確にすることで、欠品しているかどうかを、見てわかるようにしました。

苦労した点は？

とくに苦労した点は、3つあります。①歯科材料の在庫数の設定では、発注～納品に要する時間、使用頻度を考慮して、1つずつ決めていくのに苦労しました。②また、引出しの表示を診療カテゴリー別に色分けしましたが、モノの大きさによる引出しのサイズ選択と配列に悩みました。③引出し表示では、すべての材料名を抽出してラベルをつくる作業に時間を要しました。

ここを見てほしい！

歯科材料の収納を、棚から引出しに変更しましたが、仕切りをつけて、材料が混在しないように注意しました。パッケージの写真を貼って表示することで、在庫がない場合でも何が入るべき場所なのかがすぐにわかるようにしたので、新人や歯科材料の知識がない人でも間違いなく収納できるようになりました。

after

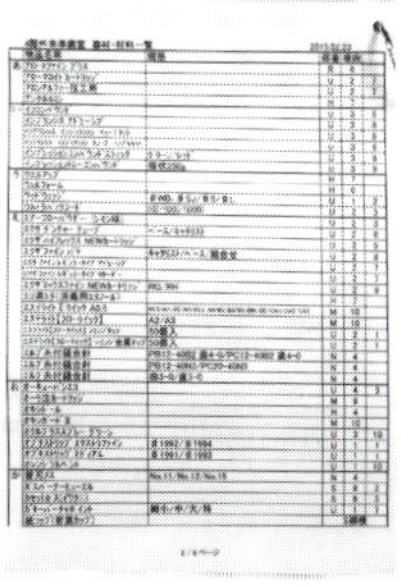

材料名、棚番号、引出し番号を一覧にした材料早見表です。何がどこにあるか一目瞭然です

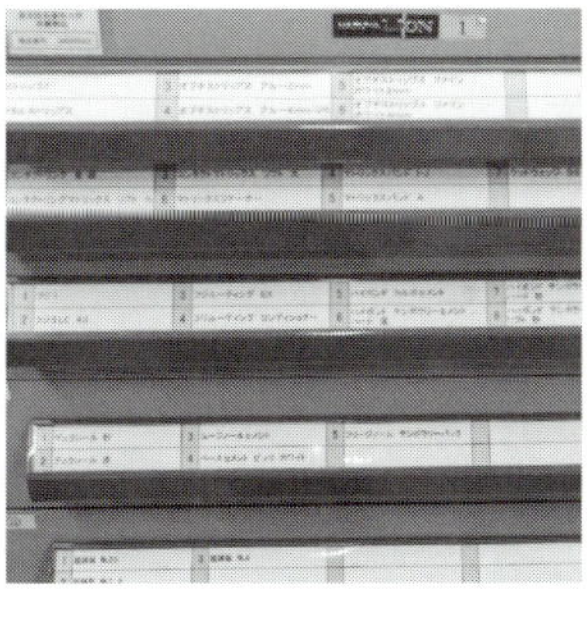

治療内容別で色分けして材料の表示をしたので、引出しを開けなくても、何が保管されているかがわかります

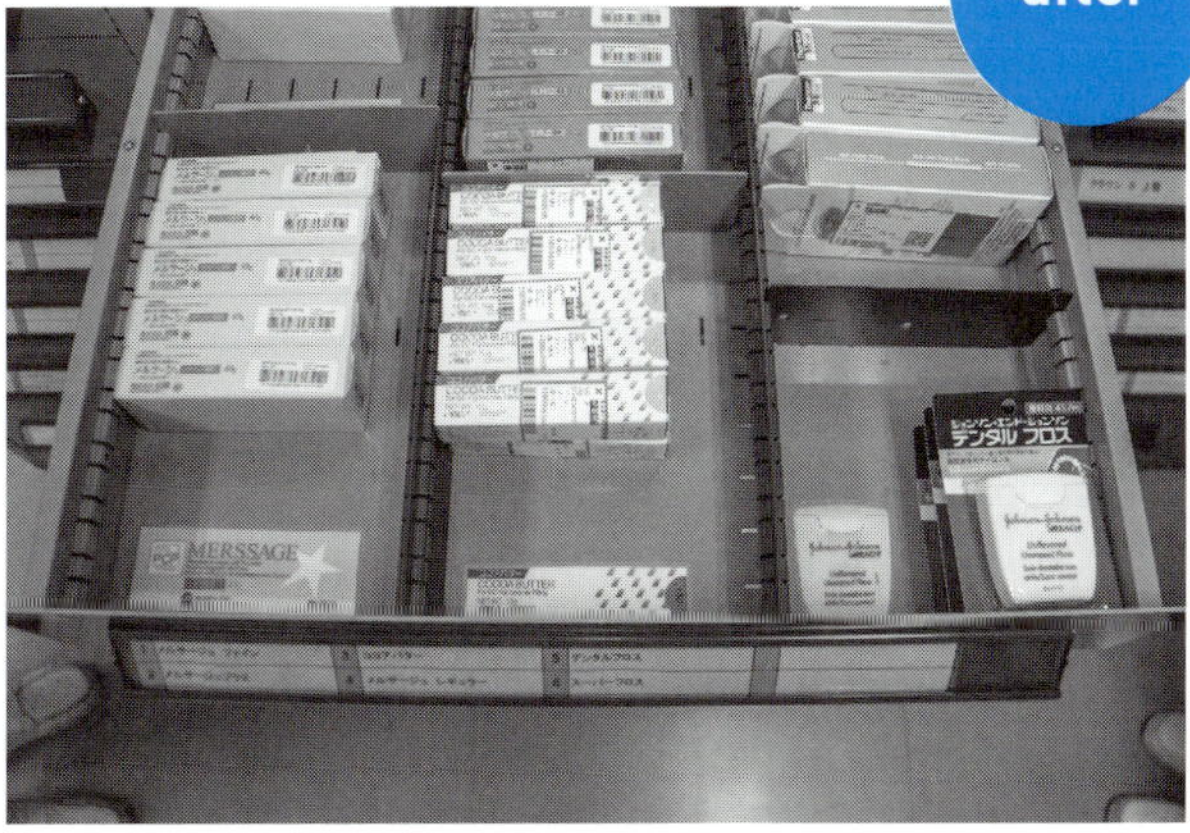

引出しの底面に材料パッケージのカラーコピーが貼ってあるので、在庫切れもすぐにわかります

CASE 4

広島市医師会
臨床検査センター

5Sを通じて徹底した人づくりを！

臨床検査センターの5Sは「5Sを通じて、職員すべての意識改革をする」のひと言に尽きます。誰もが「整った状態を当たり前だと感じる」、そんな雰囲気の職場をつくるのは人、だからこそ人づくりなんですね。

試行錯誤して物品管理を徹底

改善したかった困りゴトは？

不用品が多く、目で見る管理ができていないために、ヒューマンエラーが発生していました。

また、

- 情報伝達がうまくいかない
- 決められたことが守られない
- 現状を正しく理解できず、今のままでいいと改善につながらない
- 書物や資料が私物化され共有化できていない
- 保管理由が不明なまま、長い間放置されている不用品により作業スペースが少なくなっている

といったことが蔓延していました。

これらの課題すべてを、人づくりによって改善したいと思っていました。

どのように進めたの？

全社的な案件としてプロジェクト体制を組んで、5年計画で進めています（現在は4年目になります）。

外部講師を招いて、定期的な監査を実施するとともに、すべての職員（臨時職員含む）を対象とした研修会を開催して、職員全員の意識改革を図りました。

挫折しそうになったことは？

整理のルールづくりです。とくに、書類の保管期間の決定と管理方法などは、たいへん苦労しました。

また、全員への情報展開や、問題意識を共有できていない職員に対する対応にも苦慮しました。

5Sの成果は？

清潔な職場に変わり、在庫管理ができるようになりました。また、5S活動を続けることによって、常に改善活動を行える風土が根付いてきて、職員同士のコミュニケーションが増えて雰囲気がよくなりました。

これらのすべてが、人づくりにつながったと考えています。

5Sに取り組んで感じたことは？

やってよかったと思っています。コストを抑制しながら業務効率を向上させることができました。キレイな職場で気持ちよく仕事ができ、5Sの成果を実感できました。

1人ひとりが少しずつ改善を進めていった効果は、実に大きいと感じています。また、ルールがはっきりしたことで、「当たり前のことを当たり前に行動できる」職員を評価できる環境ができました。

5Sはやり続けなければ、元に戻ってしまいます。そうならないよう、これからも継続していきます。

無断でモノを持ち込めない雰囲気を

before

倉庫には、多くの部署のモノが乱雑に置いてあり、必要なモノか不用品かの判断ができませんでした

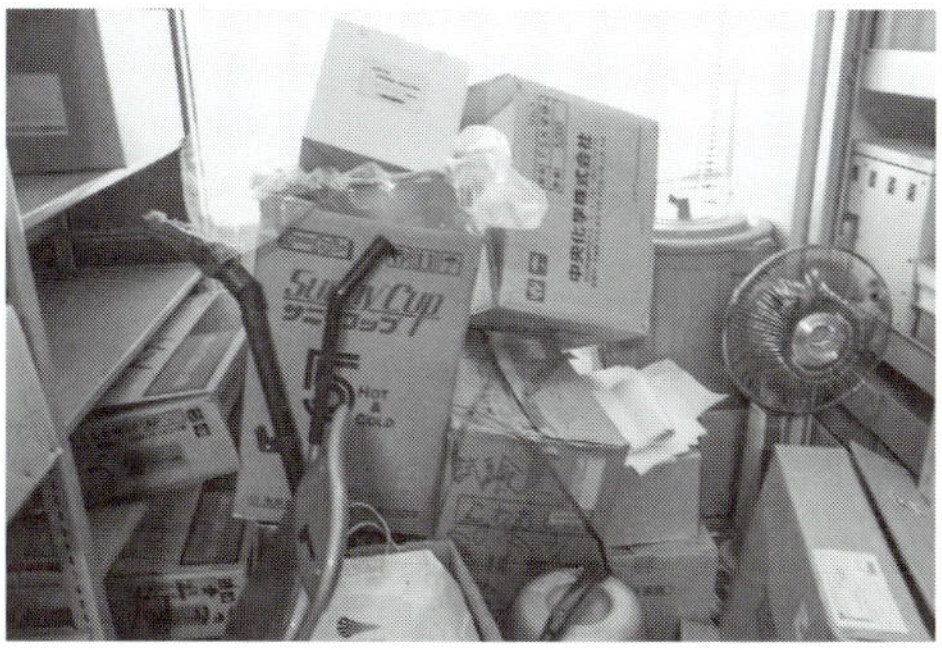

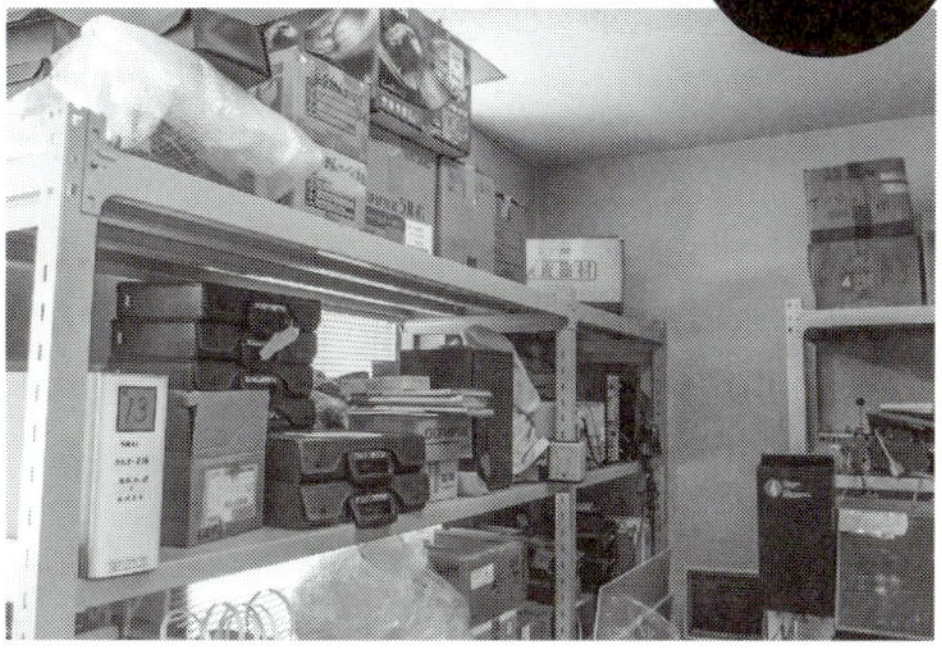

発想のきっかけは？

乱雑に不要品が混在している倉庫を、誰が見てもわかるようにしたかったのです。清潔を保つことで、倉庫はきちっと管理されていると誰もが思い、無断でモノを持ち込めないような雰囲気をつくりたいと思いました。

苦労した点は？

保管してあったモノがどの部署のモノかわからないので、要・不要の選別ではすべての係長の参加が必要でした。その時間をつくることに苦労しました。また、その後の管理場所を決める調整は難しかったです。

ここを見てほしい！

見た目もキレイになった倉庫と、どの部署が使用するか決めたその管理図です。

5Sの成果は？

以前はルールがなかったため、所有者のわからないモノであふれていましたが、現在はそれがまったくありません。

かかった費用は？

0円です。

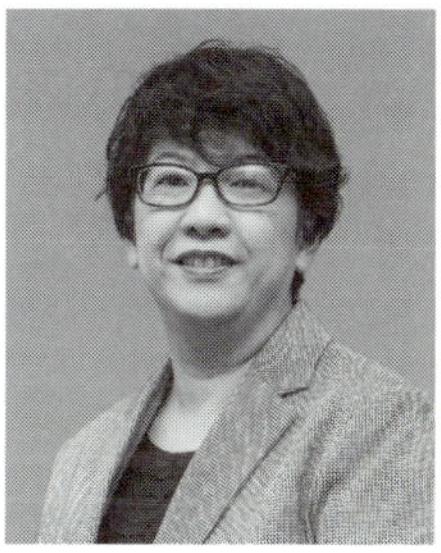

PROFILE

医療安全管理室
室長
藤井 珠美さん

after

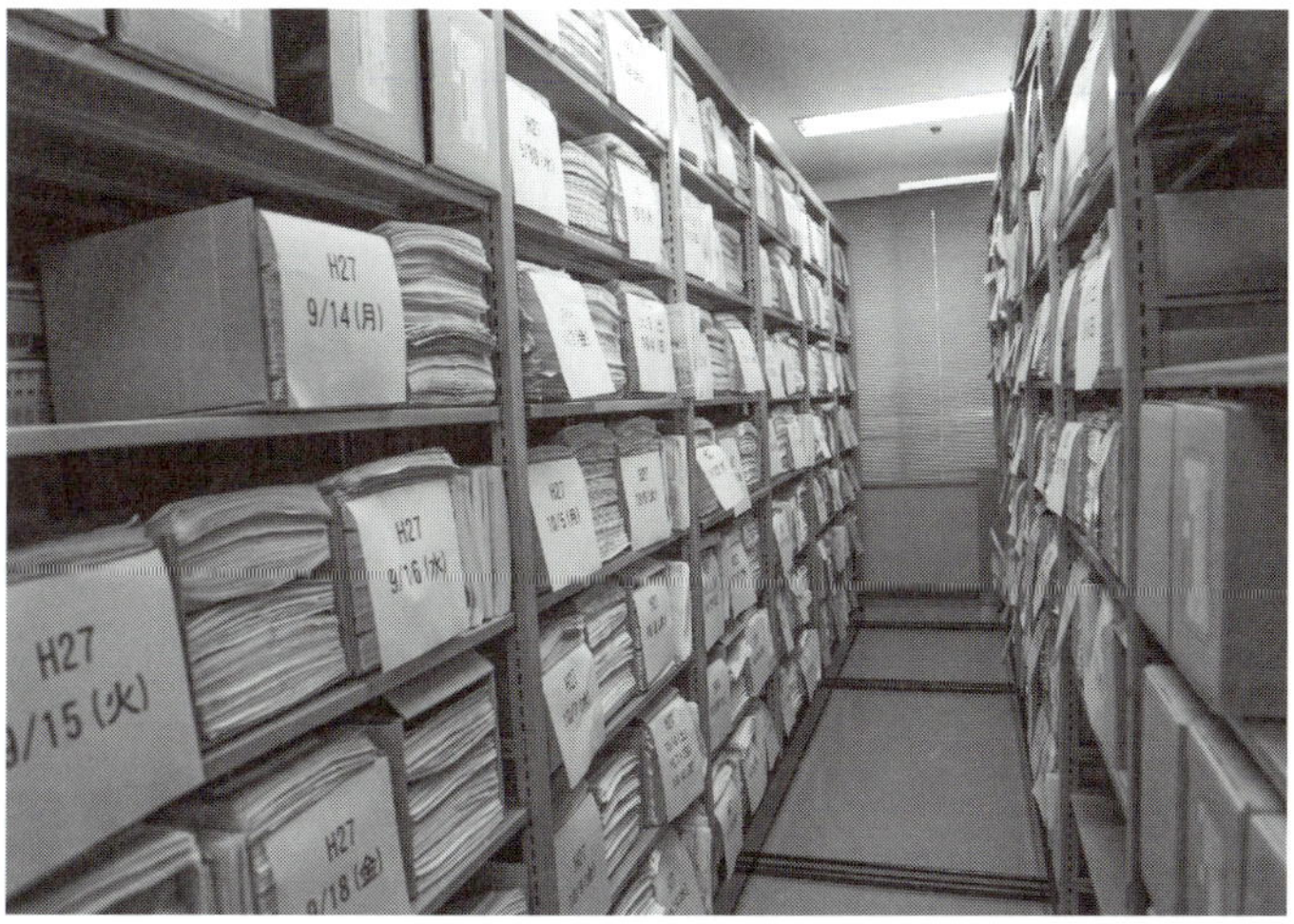

すべてが完璧に表示されているので、管理図を見れば必要なものがどこにあるのかがわかります

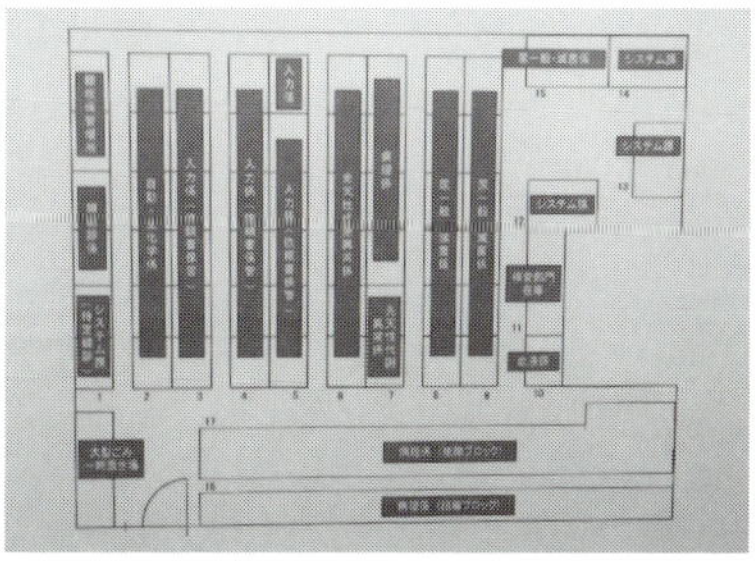

保管されているモノと、使用する部署名が一覧でわかる管理図をつくりました

私たちの
アイデア・裏技集
IDEA & TIPS

CASE 1

竹田綜合病院
看護科
病理診断科

モノから業務へと進化する15年という歴史！

5Sの導入から15年を経た竹田綜合病院では、物品管理の方法や検査作業効率の向上など、業務のやり方に焦点をあてて5S活動を進めています。

試行錯誤して物品管理を徹底

発想のきっかけは？

病棟内の医療物品（とくに車イス、身体抑制用具、センサー類、褥瘡予防用具など）がいつの間にかなくなっているということが続きました。違う建屋に車イスがあるとの連絡を受け、その時点で初めてないことに気付いたり、ナンバリングされているのに欠番が目立ち、貸出しや紛失、破棄などの把握ができていませんでした。そこで物品確認表を作成しましたが、書き忘れや消し忘れが多く、スタッフからは「面倒くさい」と不評でした。

ここを見てほしい！

新しい物品確認表は、書いたり消したりする手間をかけないように、ビニールテープにテプラ表示としました。患者さんごとに枠をつくって、使用している車イス、センサー、抑制具などのテプラを貼りました。

それぞれに色分け、ナンバリングしていて、変更時は貼り替えるだけです。

また、予備、点検中、洗濯中、貸出中の欄を設けて、さらに点検の基準を作成しました。

5Sの効果は？

毎日行われる日勤終了前の点検の際に、ひと目で使用しているモノがわかり、確認しやすくなりました。また、洗濯や貸出しは日々の点検で必ずチェックされ、変更修正ができているので、物品の紛失、欠番などがなくなりました。

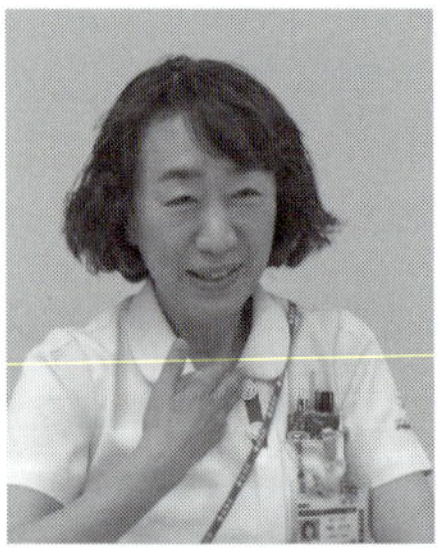

PROFILE
こころの医療センター
看護課長
湯田ひろ子さん

担当する患者名の下に、点滴スタンドなどの管理すべき物品が貼られていて、何がどこにあるのか、一目瞭然です

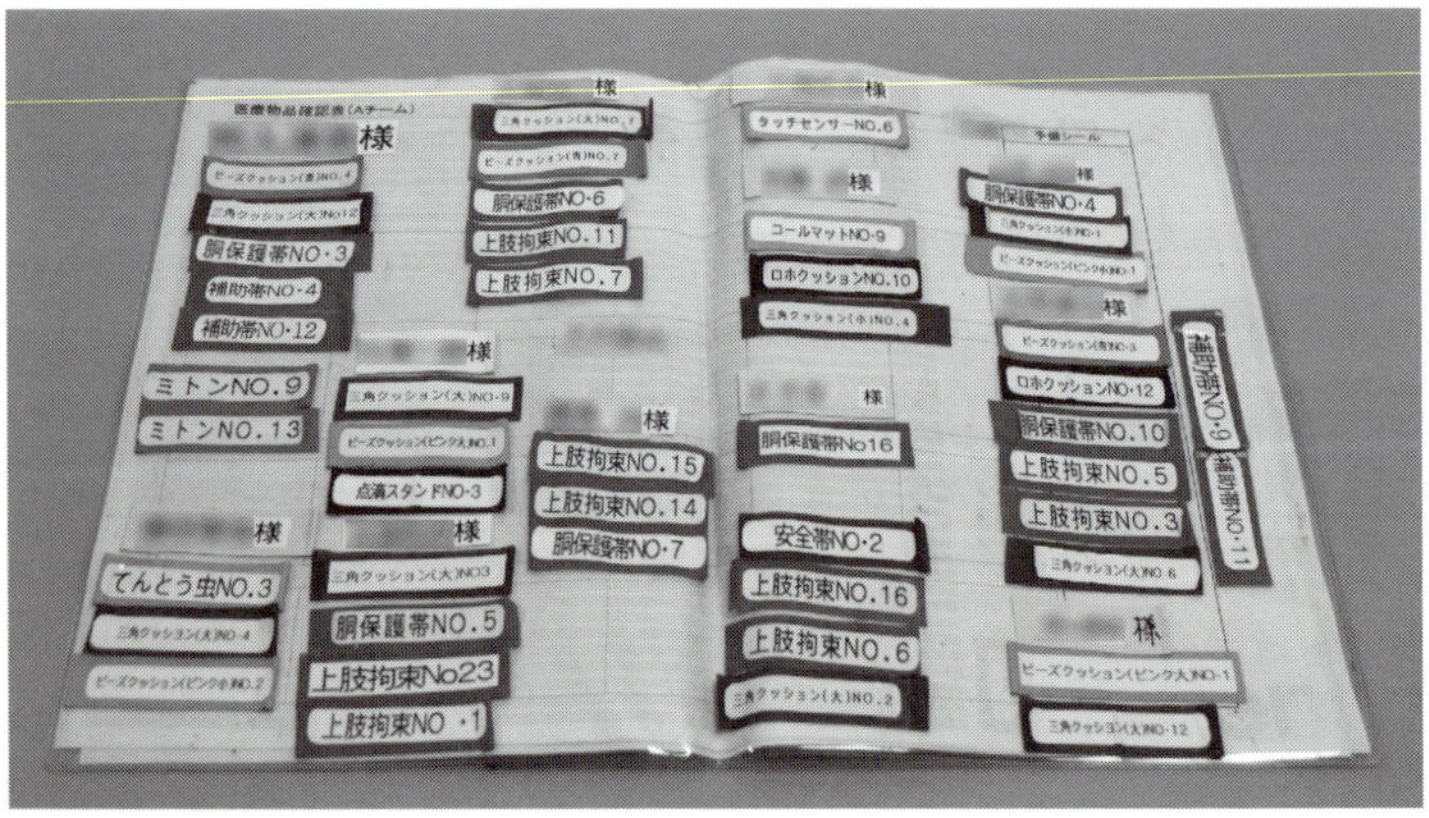

試薬ボトルの取出しをスッキリと

改善したかった困りゴトは？

免疫染色数が増加するに伴って、保有試薬（抗体）と染色関連の試薬を含めて約130個の試薬ボトルが並びます。これらのほとんどは、一般家庭用の冷蔵庫に保管していますが、その他病理診断に必要な特殊染色の瓶なども保管されていて、保管方法に困っていました。

ここを見てほしい！

・試薬ボトルは、わかりやすい番号管理にしました（試薬の並びはアルファベット順）
・ケースの仕切りと対応する試薬ボトルにテプラで付番しました
・番号が剥がれないように、テプラの上部にブルーの綿棒チューブを輪切りにして包みました
・ボトルケースの側面は、探しやすいようにアルファベットをテプラしました
・試薬ボトルの大きさに合わせて、容器がきずつかないように、スポンジシートで仕切りをつくりました
・仕切りは、試薬容器のフタを手で掴みやすく、取り出しやすい深さにしました
・試薬ボトルの番号を貼る位置は、ボトルを持ったり、フタを開けたりする作業のジャマにならない場所を選びました
・試薬容器のフタには抗体名を記入し、上から全体を見渡せるようにしました

こんな効果があった

・抗体の保管場所がわかりやすくなって、作業効率が上がりました。また、試薬の取違いも抑えられて、作業ミスが減りました
・試薬が追加された場合は、試薬ボトルを移動することで、アルファベット順の並びを常に維持できるようにしました
・保管ケースにまとめたことで、清掃がラクになりました
・免疫染色に関連する冷凍庫保管抗体の整理や陽性対照コントロールブロックの効率的な保管も合わせてできました

免疫組織化学染色関連の5S

2013年に自動免疫染色装置が導入されて免疫染色数が増加し、それに伴い院内保有試薬（抗体）数が2年間で1.4倍になりました。狭い一般家庭用冷蔵庫内にどうやって約100個の試薬を使いやすく保管するか困っていました。

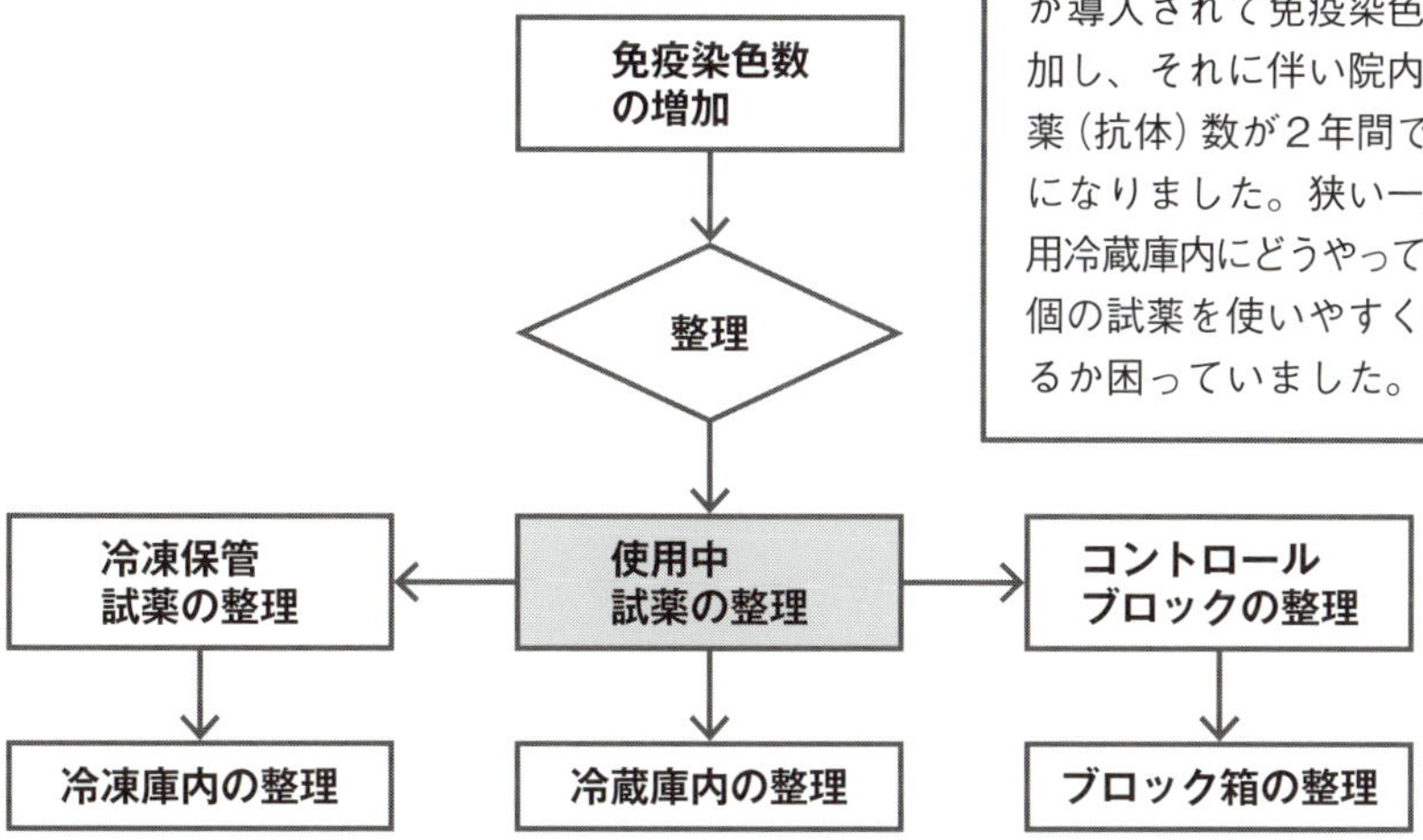

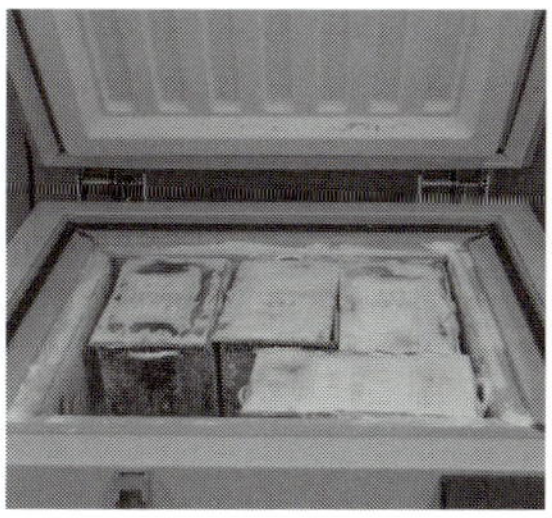

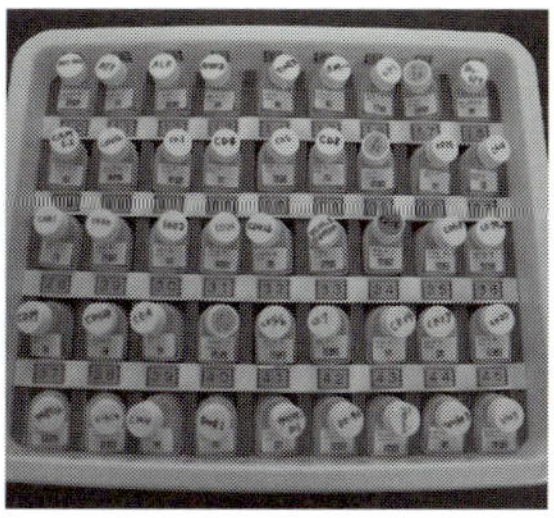

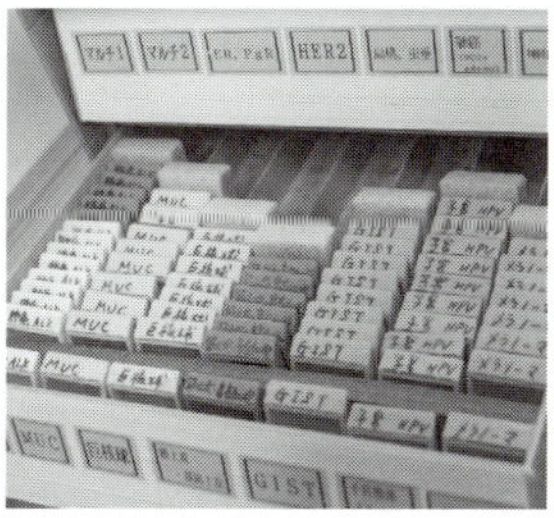

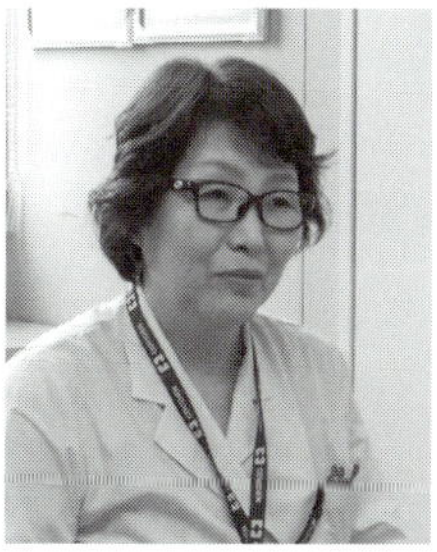

PROFILE
病理診断科
課長
遠藤枝利子さん

私たちの
アイデア・裏技集
IDEA & TIPS

CASE
2

つくばセントラル病院
さくら園医務室

乱雑だった配線・ファイルを使いやすく・キレイに！

平成25年4月に5Sをスタートした機能訓練室では、整理・整頓・清掃を、定点観測しながら基本に忠実に活動してきました。そのうち徐々に工夫が生まれ、さまざまな材料を上手に使った独自の改善が生まれました。

仕事がやりやすくなる配線のカタチ

困りゴトは？

パソコンやプリンターなどのケーブルが、事務所内の床を乱雑に這い回っていました。清掃がしにくいだけでなく、何のケーブルかがわからず、電源を落とせない状態でした。

ここを見てほしい

配線をまとめて床上げして、清掃をやりやすくしました。ドア部分は枠に沿ってモールを貼ってケーブルを通したので、入退出の際につまずくこともなくなりました。また、LANポートや各コードにシールで名前を表示して、何がどこに繋がっているのかわかるようにしました。これで、終了時には主電源を落とせるようになりました。清掃もしやすくなり、見た目にキレイで気持ちよく仕事ができるようになりました。

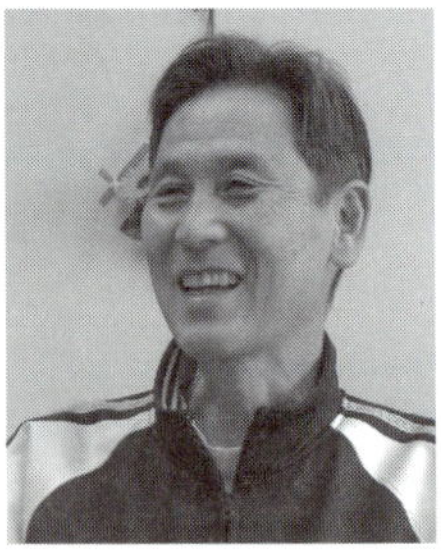

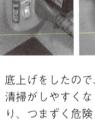

PROFILE
機能訓練室
主任
奥田雄三さん

before

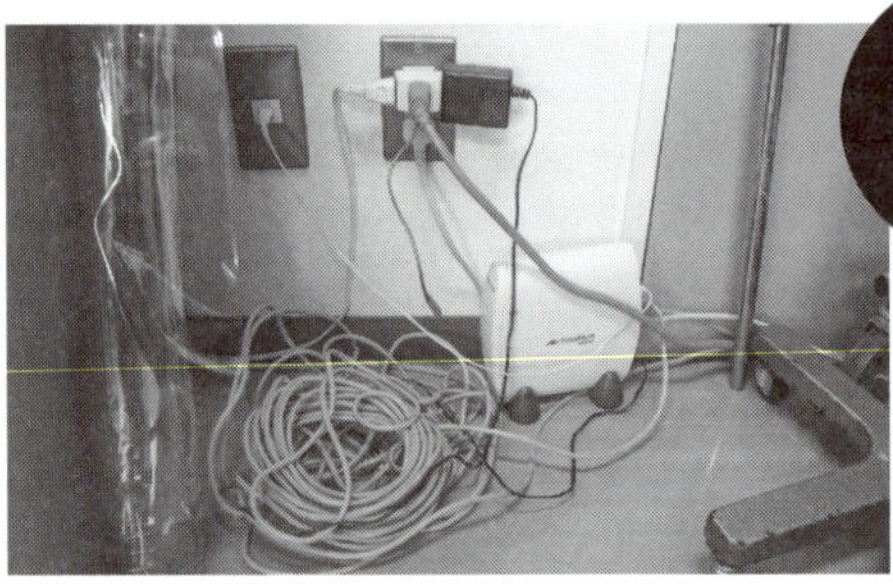

地面を這ったケーブルでつまずくこともありました

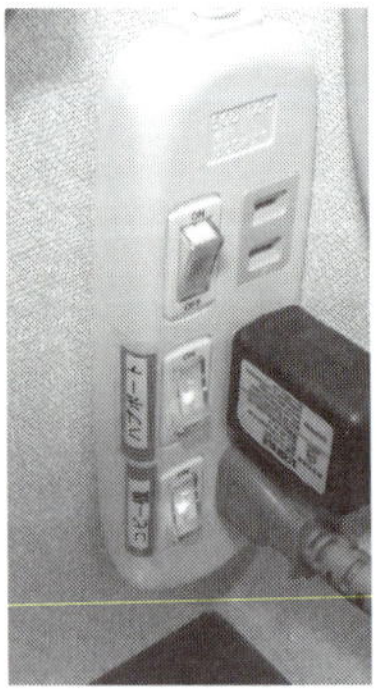

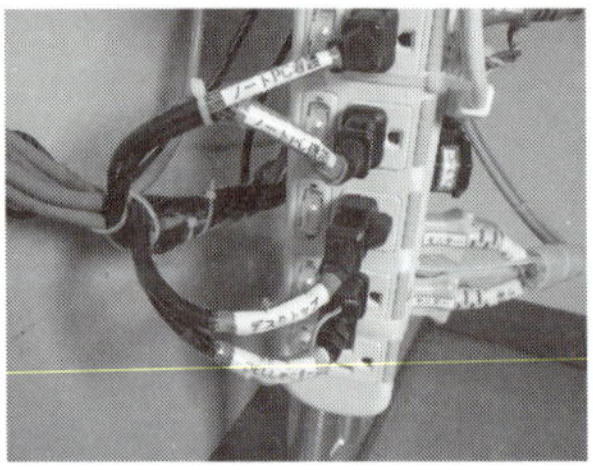

どの機器の電源なのかがわかるように、すべてのコード、ケーブル、コンセントに表示をしました

after

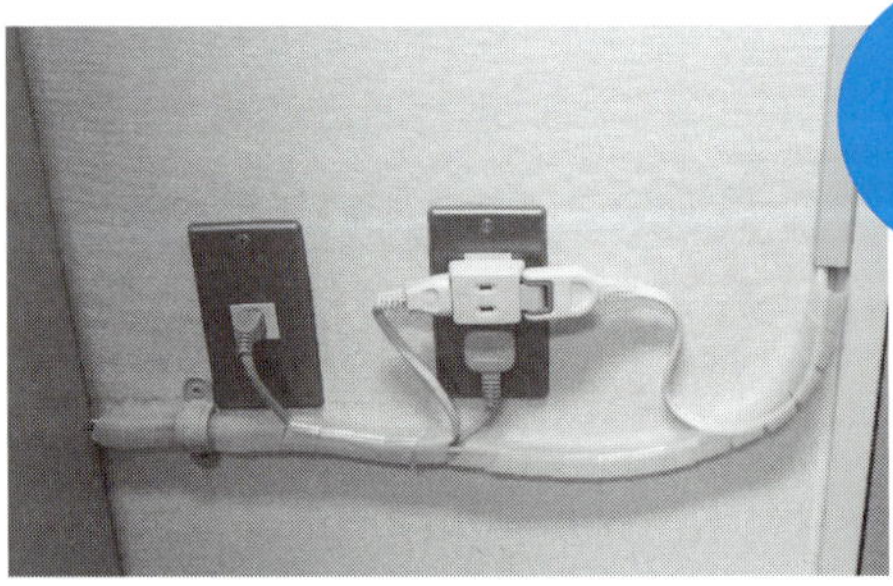

底上げをしたので、清掃がしやすくなり、つまずく危険もなくなりました

材料を上手く使ったファイル管理

困りゴトは？

ファイル100冊が雑然と置かれていたので、見映えが悪いだけでなく、探し出すのに時間がかかっていました。

どのように進めたの？

まず、部署内で役割分担と責任担当者を決めました。各担当者は自分が担当する個所の改善案をつくって、ミーティングの際に提案しました。その1つひとつに全員で意見を述べて、イイトコ取りで改善案を完成させました。

挫折しそうになったことは？

たまたま入退職が続いて、メンバーが定着しない時期がありました。新しいメンバーは5S活動の知識がなかったので、レベル合わせにとても苦労しました。そこで、「全員参加と率先垂範」を基本に、自ら・みんなで協力しながら進めました。

ここを見てほしい！

ファイルを行と番地で整理してコードを表示し、棚はアングルを利用して仕切りを工夫しました。

5Sに取り組んでみて感じたことは？

仕事や行動のムダを取るだけでなく、「気付く人づくり」と「行動する人づくり」が進み、職場と組織の体質強化が実感できる活動だと思っています。

before

この中からほしいファイルを探し出すのは至難の業です

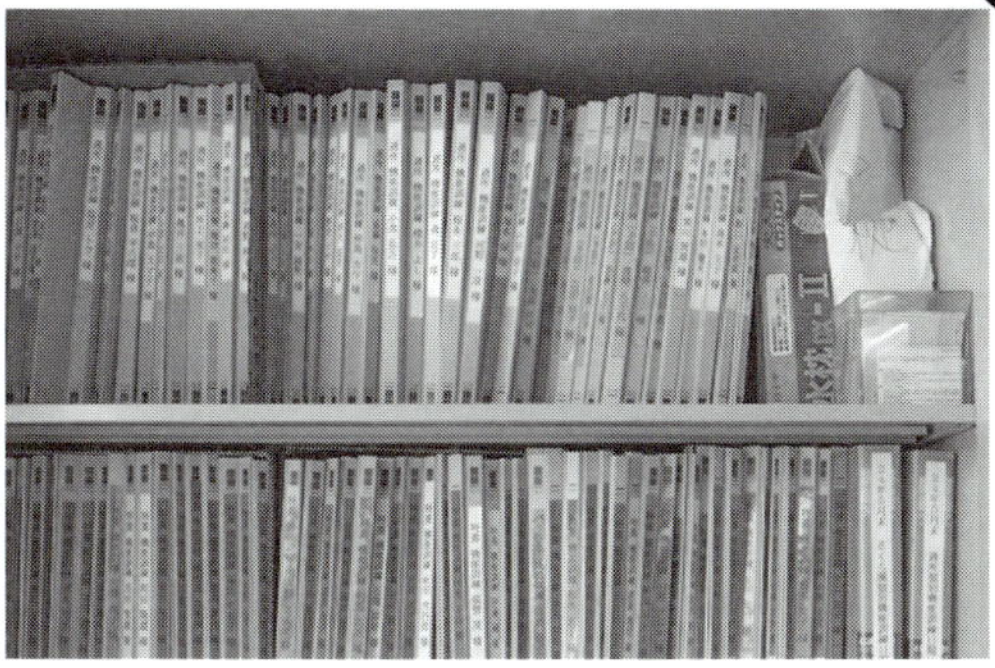

after

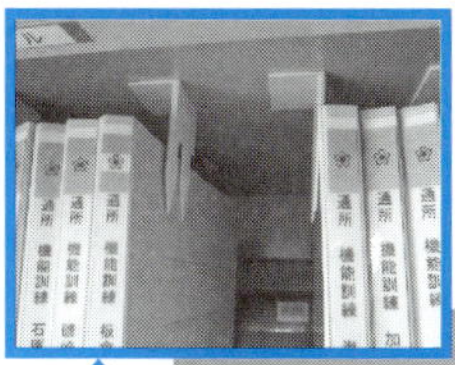

園芸ラベルが、ファイルの倒れ防止ストッパーの役割をしています

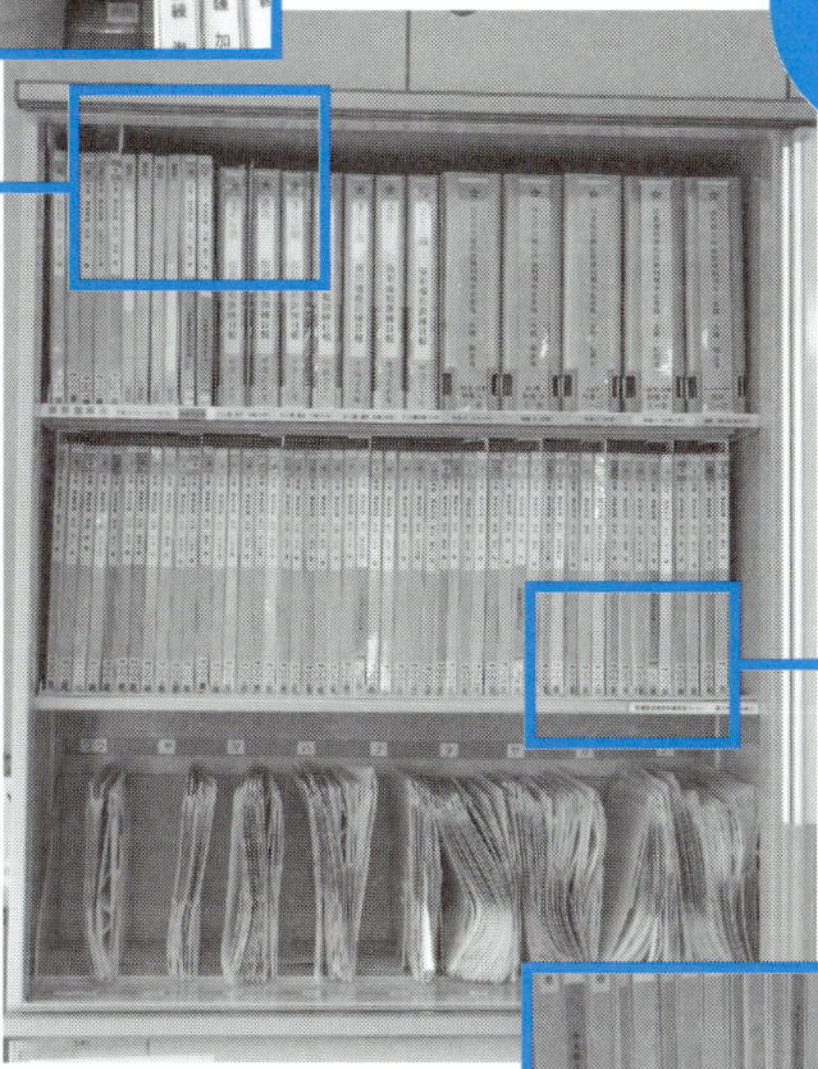

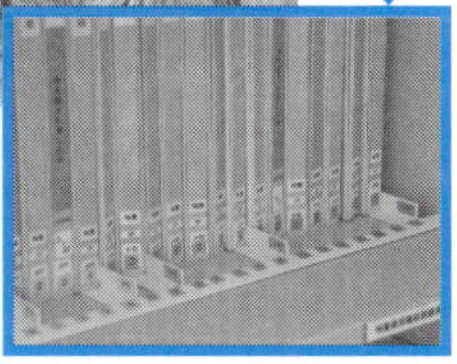

色分けした区切りをつけたので、探す手間が激減しました

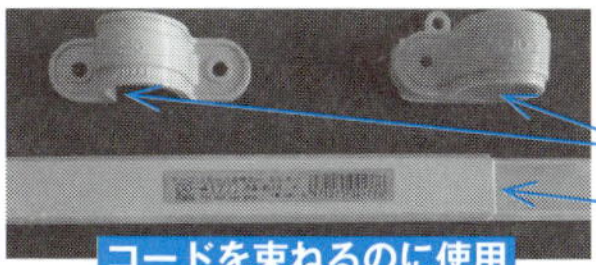

コードを束ねるのに使用

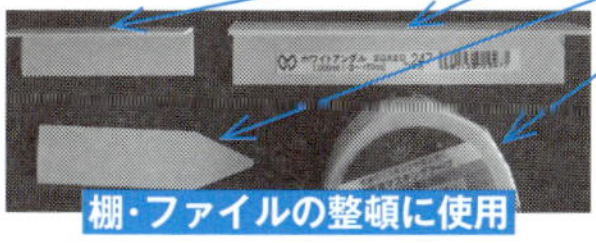

棚・ファイルの整頓に使用

コード類を束ねたり、ファイルの整頓に使用した材料がコレ！

- サドル（30～90円／個）
- テープ付きモール（344円／2m）
- アングル（1m、大で246円、小で103円）
- 園芸ラベル（15cm×10枚で86円）
- マスキングテープ（15mm×18mで56円）

その他、

・両面テープ（16mm×20mで284円）
・スパイラチューブ（20mm×1mで189円）
・パイプカバー（13mm×2mで108円）
・結束バンド
・ラミネートフィルムなど

CASE 3

東京医科歯科大学
歯学部附属病院
歯科技工部

製氷皿を利用したメディア管理の改善！

5S活動を始めると、モノの見方が変わってきます。ふだんは気にも留めていなかったモノが改善の道具になります。ここでは、100円ショップで見かける製氷皿が改善グッズに生まれ変わりました。さらに工夫を加えて作品として仕上げられています。

記録メディア一発取出しのための工夫

改善したかった困りゴトは？

- 歯科技工士ごとに持っている記録メディアには、担当する患者さんの口腔内写真や歯科技工物の記録写真など貴重なデータが入っています
- 記録メディアの向きや方向がバラバラで、名前ラベルを確認しにくく、探すのが大変でした
- 記録メディアが重なり合ってしまい、取出しに苦労していました

苦労した点は？

- 記録メディアのサイズに合った入れ物を探すことに苦労しました
- どの方法で名前ラベルを見やすくするか、試行錯誤しました

ここを見てほしい！

- 安価な100円ショップの製氷皿を活用したところです
- 名前ラベルが隠れてしまわないように、製氷皿に適度な角度を付けて置き方を工夫しました
- 製氷皿に名前ラベルを貼って、記録メディアを独立して収納できるように工夫しました

before

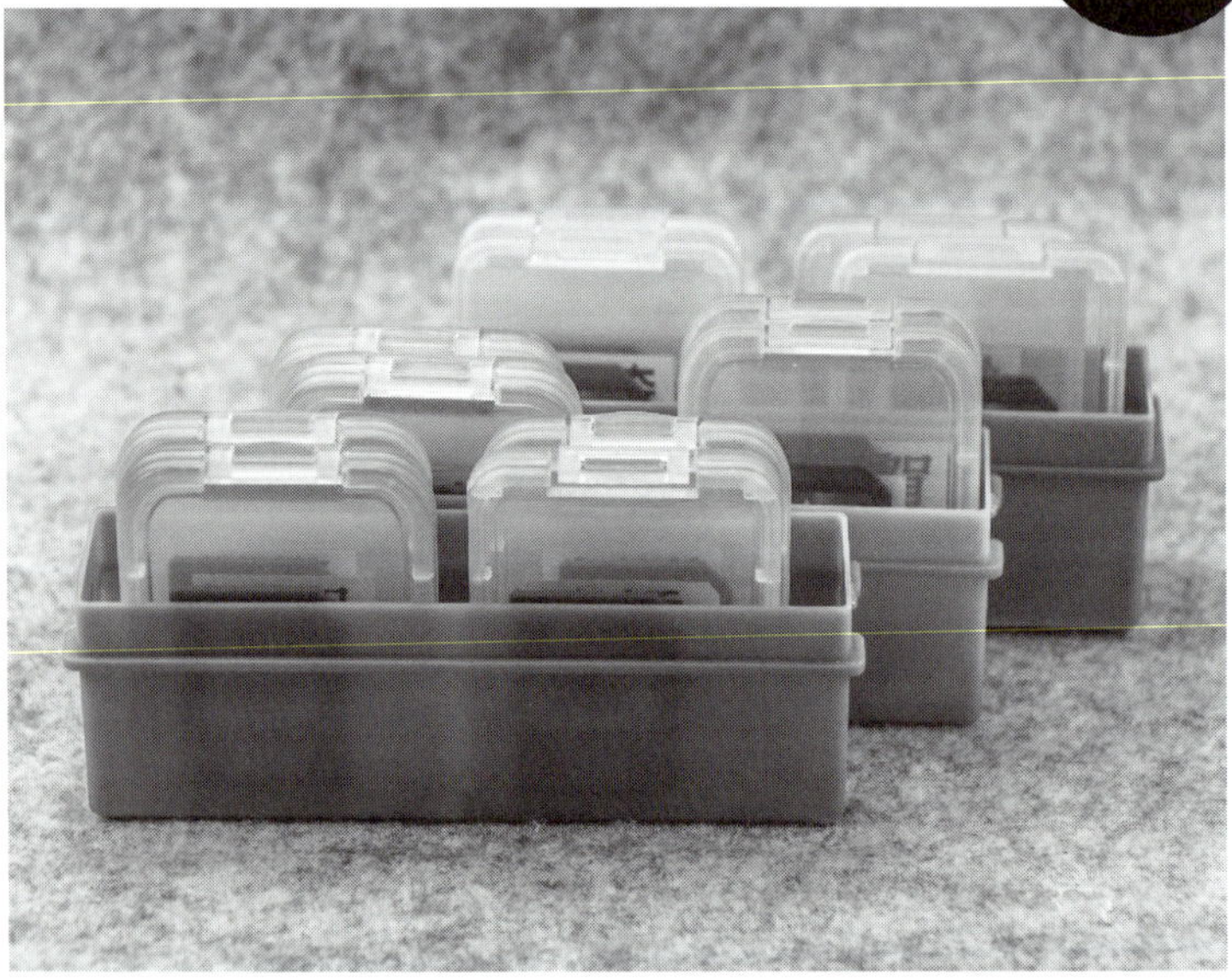

1枚1枚取り出して、使用したいメディアを探していました。時間もかかるし、間違いも発生しやすい状況でした

こんな効果があった

・記録メディアを探す手間がなくなりました

・製氷皿を使用したことで、記録メディアが1枚ずつ独立しているので、取り出しやすくなりました

・記録メディアの返却もやりやすくなりました

・使用中の記録メディアと、その使用者が一目瞭然となったので、管理が容易になりました

かかった費用は?

324円(@108円を3個)

よい状態を維持する工夫は?

・製氷皿側にも名前ラベルを貼ることによって、定位置に戻すことができるようになり、定置管理が確立しました

・名前ラベルの方向を一定にして返却するルールを決めたことにより、5Sの維持ができるようになりました

ふだんは、こんなふうに引出しの中に保管されています

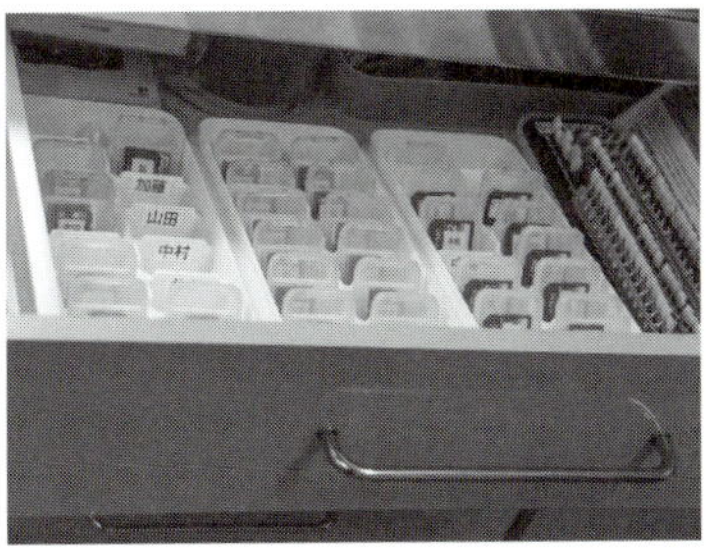

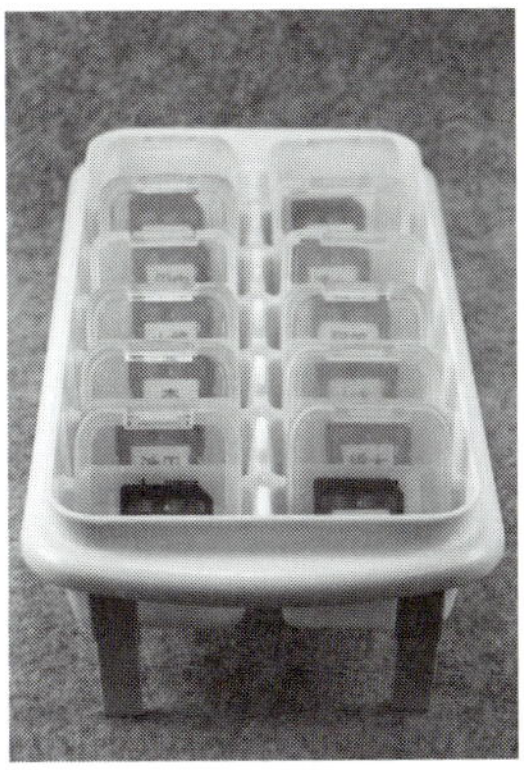

100円ショップの製氷器がちょうどいい大きさで、見やすくなるように手前に足をつけて、傾斜がつくようにしました

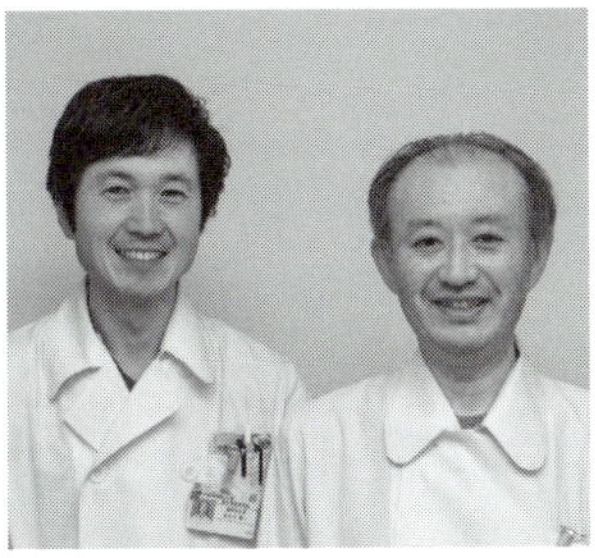

この作品を製作した長谷川勇一さん(左)と夏目寛文さんです

after

引出しを開けると、このようにメディアが個人名で整理されているので、すぐに探し出して取り出すことができるようになりました。宝石箱のような出来映えです

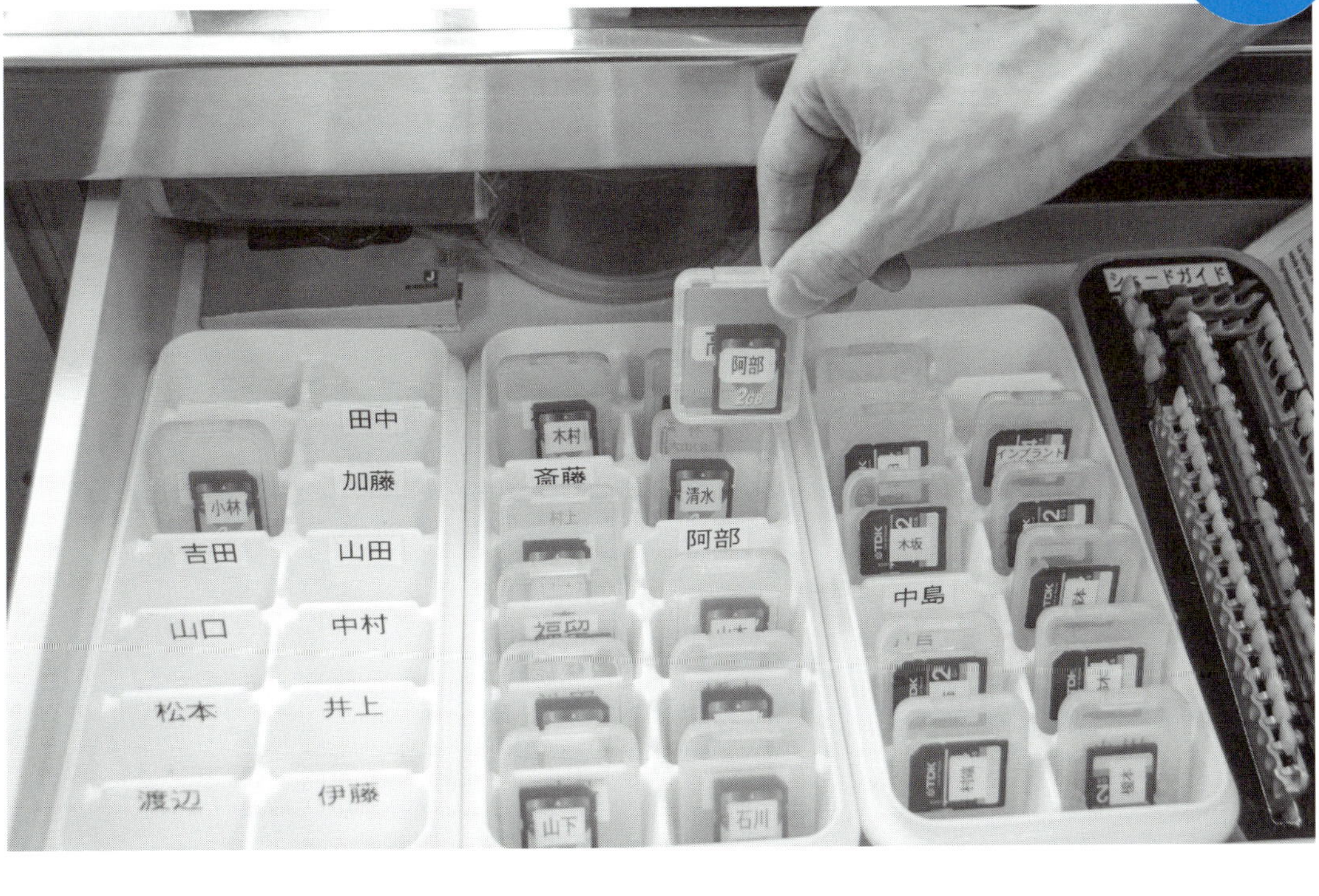

私たちのアイデア・裏技集
IDEA & TIPS

CASE 4

広島市医師会
臨床検査センター
倉庫

余剰在庫をなくして、シンプル・スリムな在庫管理！

長年続いてきたシガラミを断ち切って、新しいことをやるためには、大変な勇気と強い意志が必要です。職場で新たな基準をつくる作業は、敵をつくってしまうことにもなりかねません。5Sの良さを理解してもらうには、時間がかかるものなのです。

必要最低限の在庫で回す工夫

改善したかった困りゴトは？

部署内で不要なモノを捨てる基準が定まっていなかったので、個々の判断では捨てられず、みんなが不要なモノを倉庫に溜め込んでいる状況でした。

そのため倉庫はモノで溢れ、掃除が困難な状態が続いていました。

また、棚の錆や埃などが目立つようになりました。

苦労した点は？

余分な在庫に慣れてしまっていたので、必要最低限の在庫にすることに不安や抵抗がありました。

そのため、従来のやり方から脱却する意識改革が大変でした。

また、使用量や過去の発注から納品までの期間を考慮した注文カードや注文線をどこに設定するかを決めるのに苦労しました。

ここを見てほしい！

・物品の種類によって注文カード、注文線などを設定しました

・棚の上にモノを置いたり、床の直置きを止めて棚に収納し、すっきり、キレイになるように意識しました（写真A）

・不要なモノを処分して整理・整頓し、余ったスペースを作業ス

before

とにかく汚い！　必要なモノがどこにあるのかわからない…。床にもモノがあって掃除が…。

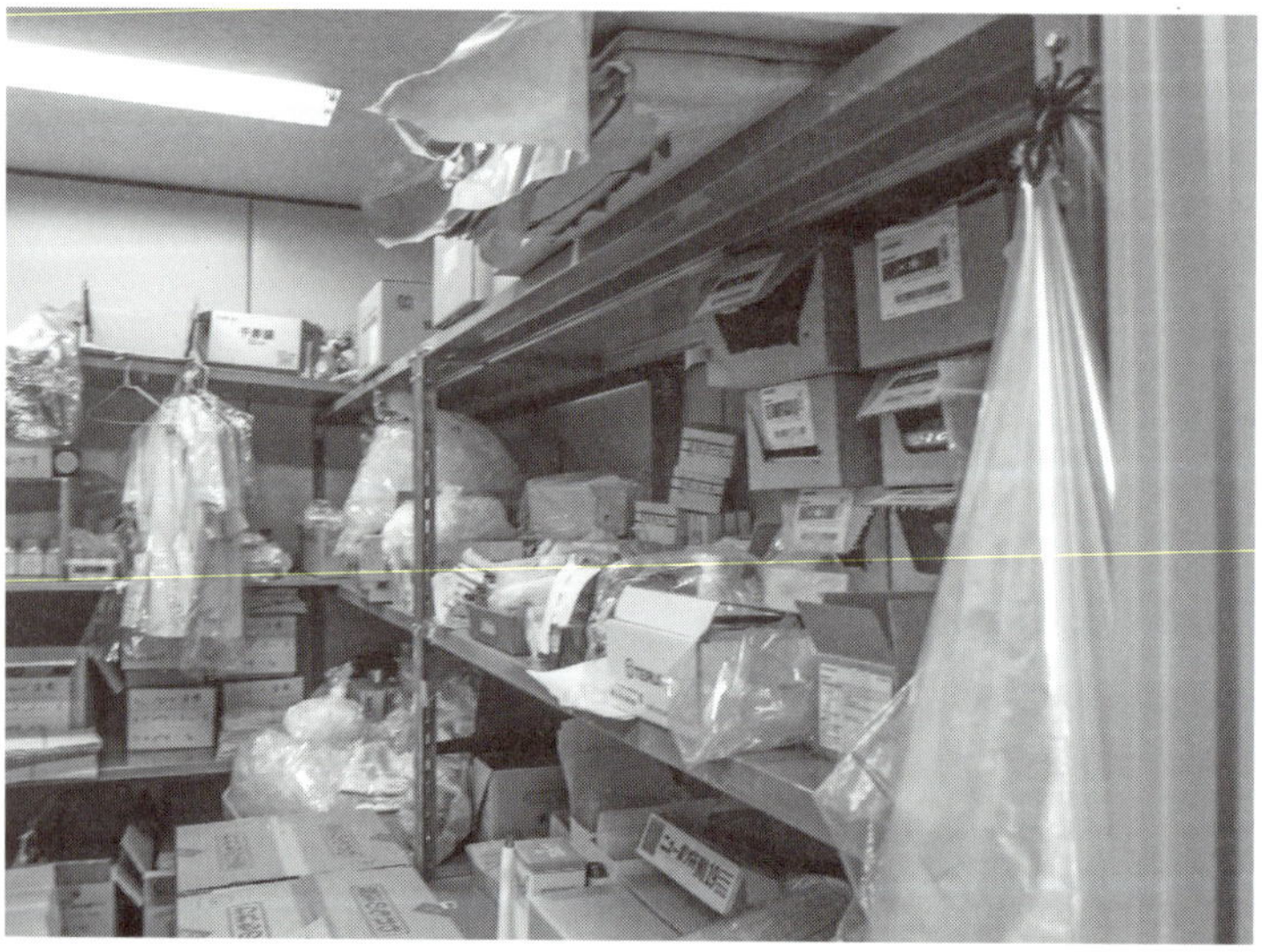

ペースに活用できるようにしました（写真B）

こんな効果があった

・材料費が減りました
・直置きなどがなくなり、清掃しやすくなりました
・注文のタイミングがひと目でわかり、誰もが注文できるようになりました
・見た目がキレイになりました

かかった費用は？

ビニールテープ（3個入り）：100円

よい状態を維持する工夫は？

・新たに出てきた不要なモノは溜め込まず、期限を決めて処分します
・使用量に応じて在庫を見直し、そのたびに表示を変更します
・清掃基準を設定し、清掃カレンダーを作成して定期的に清掃します

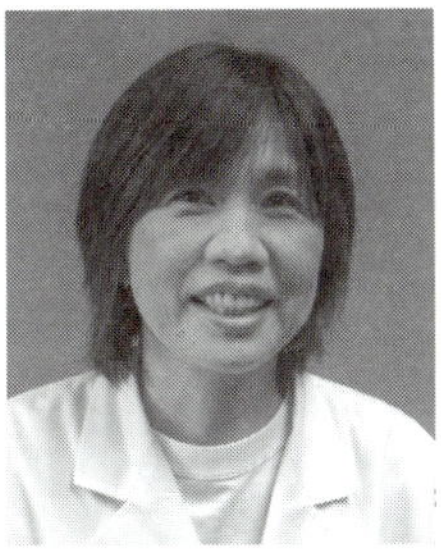

PROFILE

細菌係
科長
前かをりさん

この箱を開けたら注文します。注文線を引いたから、注文忘れがなくなりました

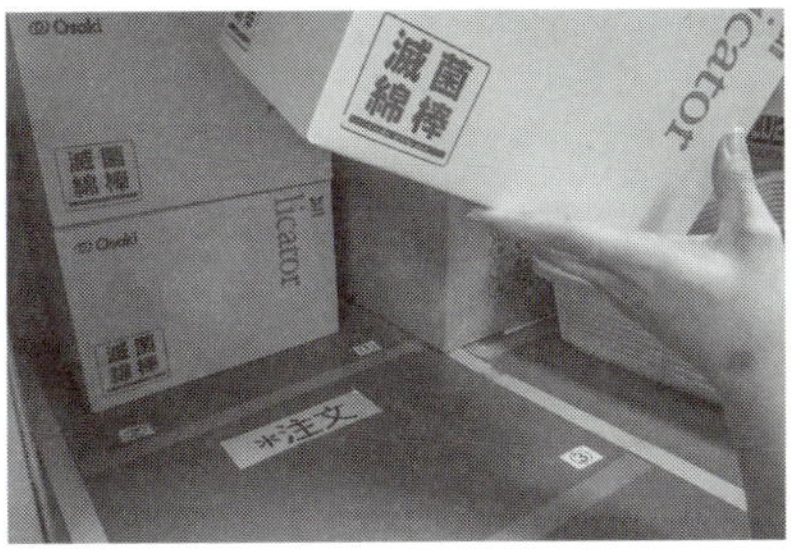

注文したら注文カードを置くのがルール。これで二重注文はなくなりました

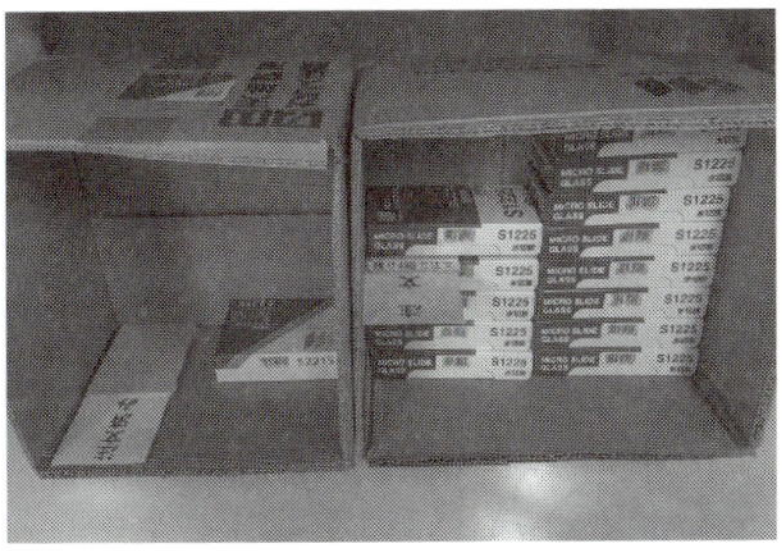

after

モノがなくなってすっきりキレイ！　直置きをなくして掃除もしやすく清潔を保っています

写真A

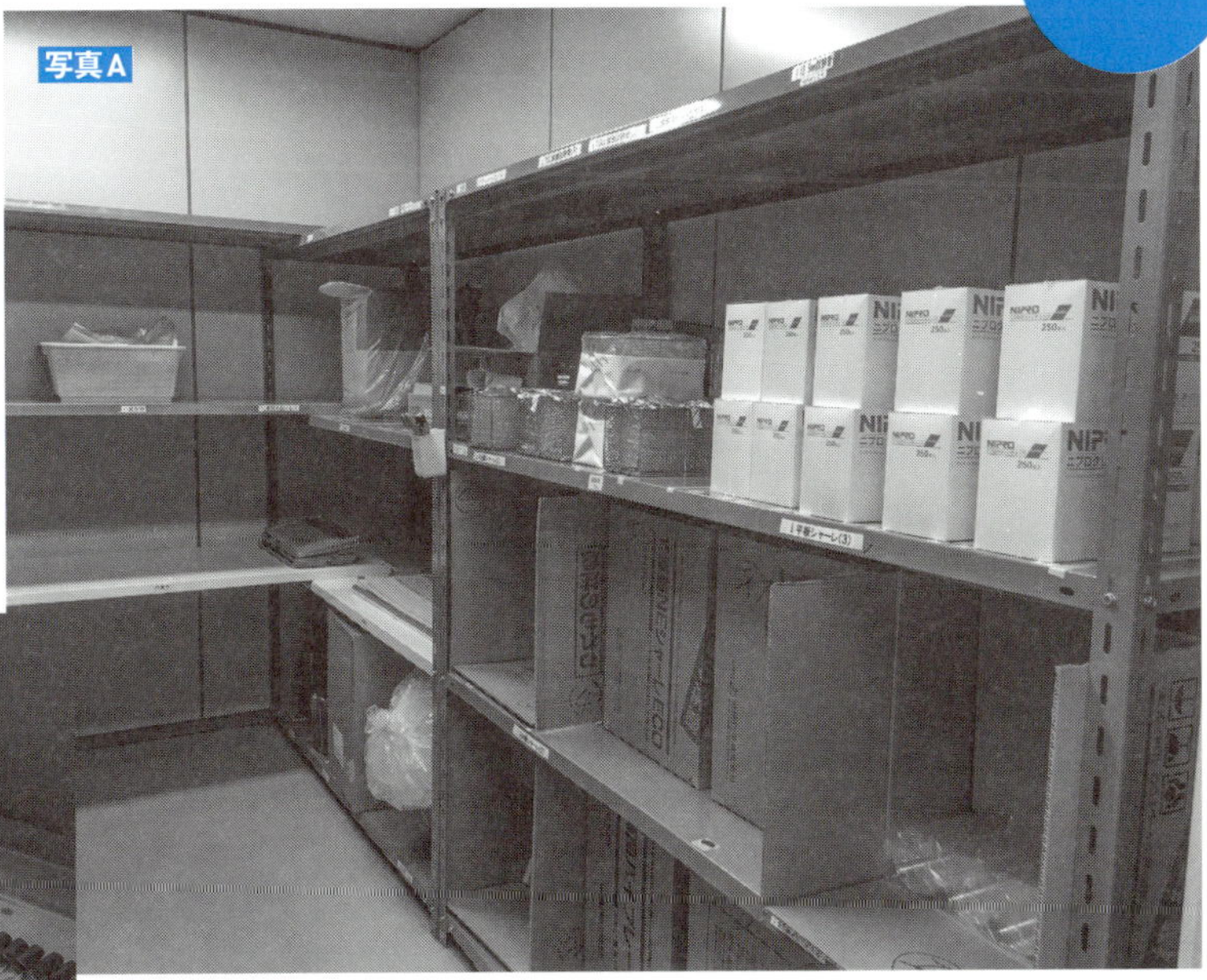

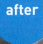

スペースができたため、つくった培地もここで冷やしています。余ったスペースを有効活用！

写真B

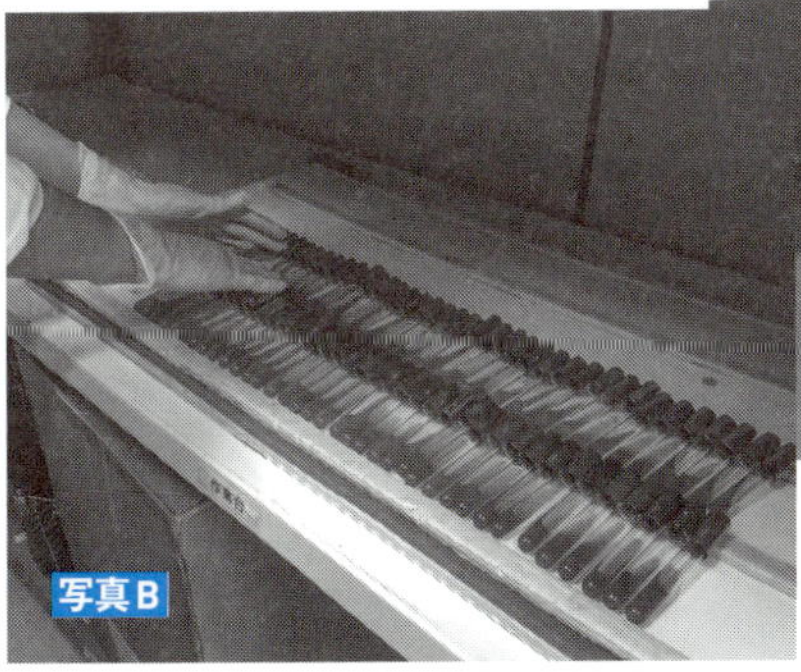

5Sを定着化させるには
TAKE ROOT IN

1

5Sは定着させてこそ効果がある

5Sはレベルアップよりも高いレベルを維持する方が難しいといえます。定着化することにより、組織全体の体質改善が醸成され、「当たり前のことが当たり前に」できるようになります。

一過性の5Sは、その効果としてはかなり限定的なものです。やはり定着させてこそ価値があり、それが大きな成果につながります。この点の理解が重要です。

5Sは定着化が難しいとすでに述べましたが、定着化できている状態というのは、現場が定着のための難しい課題を克服しているということです。5Sはレベルを向上させるよりも、高いレベルを維持し定着化させる方が難しいといっても過言ではありません。

5Sに取り組む以上定着化は必須

5Sが、一時的な活動に終わってしまうことがあります。これはまったく価値がないわけではありませんが、メンバーが中途半端のままで中断してしまったと感じることは問題です。「自分の職場は物事を中途半端にした」といった理解をしてしまうと、自分の行動も中途半端になってしまいます。5Sの取組みが中途半端になることで、組織の体質を悪くしてしまうおそれがあるのです。これでは5Sに取り組んだ意味がありません。

やはり5Sは、徹底して取り組んで組織の中に定着化させることが重要です。さらにいえば、5Sに取り組む以上、徹底した取組みによって定着化させることが必須なのです。

定着化することにより組織の体質変革が実現

5Sが定着化するまで取り組めれば、組織の体質は変革できたと判断できます。「当たり前のことを当たり前に実行できる」体質こそが、組織に定着化した結果であり、5Sが維持できていると判断できるのです。すなわち、組織を構成する職員の多くの人が5Sのルールが習慣となり、決められたルールが守れるようになったということです。

5Sに取り組む本来の意義の1つは、この「当たり前のことを当たり前に実行できる体質づくり」にあります。5Sでは、その体質が醸成されているかどうかについて、モノを見て判断できるのです。5Sがレベルアップすると、モノを見て組織の体質がチェックできます。この点が5Sの特徴であり、定着化の意義だといえるでしょう。

定着化できている状態とは

定着化とは、5Sそのものが組織メンバーに浸透しており、5Sが当たり前に実践できているという状況です。したがって、上司がうるさく注意すればキレイに片づけられても、通常は乱雑な状態といった状況では、5Sが定着化しているとはいえません。また、「機能評価を受ける場合の現場ラウンドなどがあるときだけ」とい

5Sは定着化を目指す

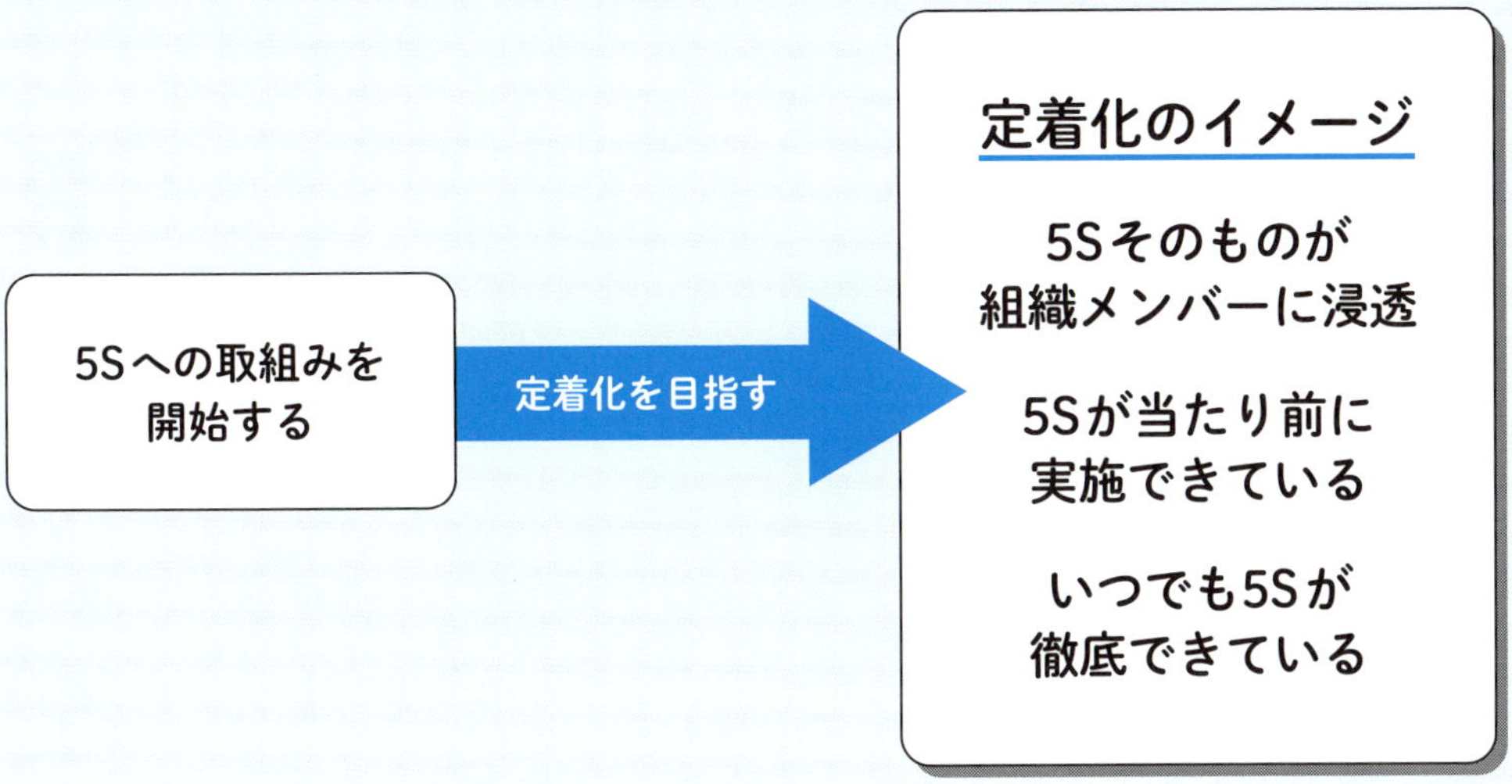
5Sへの取組みを
開始する
定着化を目指す
定着化のイメージ
5Sそのものが
組織メンバーに浸透
5Sが当たり前に
実施できている
いつでも5Sが
徹底できている

う状況も5Sが定着化しているとはいえません。

定着化とは、特別に整理・整頓するとか、片付けるといった行為をしなくても、いつでもキレイな状態を維持している状況です。

よく5Sに取り組んでいる医療機関や企業で「5S推進中」といったスローガンを掲げていますが、本当に定着化している医療機関や企業では、そうしたスローガンや標語を掲げているところは少ないように思います。スローガンを掲げなくても、5Sが構成メンバーに浸透しているので必要ないのでしょう。

5Sの定着化は、簡単なようでなかなか困難な課題です。短期的な5Sのレベルアップはそれほど難しくありません。しかし、5Sに対するレベルアップの活動を継続させ、長期的に5Sのレベルを向上し続け、そして定着化させるのは本当に難しいのです。

CHECKPOINT

- ☐ 5Sが中途半端になっていないか
- ☐ 当たり前のことを当たり前に実行できる体質になっているか
- ☐ 常に5Sが徹底できている状態を実現できているか
- ☐ 5Sの取組みがスローガンだけに終わっていないか

5Sを定着化させるには
TAKE ROOT IN

2

PDCAを習慣づくまで愚直に回す

5Sを定着化するにはPDCAを回すことです。短期的でなく継続して回すキーワードは「愚直」です。愚直に回すことができれば、5S本来の価値を生み出す体質が確立されていきます。

5Sを定着化させるには、5S推進のPDCAをスピーディに回さなくてはなりません。さらにその局面で、愚直に継続的に回し続けるしつこさが求められます。

5Sの具体的な展開では、レベルアップのための計画を策定・実行し、その結果については、5S監査によって実施状況をチェックします。チェックすることで問題点を発見し、問題解決の活動につなげることが5Sを定着化するために有効です。

PDCAを回す

①計画は3ヵ月

計画は3ヵ月単位で作成します。まず、3ヵ月間で実施する個所についてリストアップし、それぞれの対象個所についてのあるべき姿を具体的に設定します。このイメージを、できる限り職場メンバーで共有しながら設定することが重要です。

さらに、このあるべき姿に到達すべき計画を作成し、職場メンバー間での共有化を図ることが5Sレベルの維持や定着化のために必要であり、重要なポイントです。

②実施でのコミュニケーション

計画に続いて、実施段階でも現場の意見を吸い上げながら進めることがポイントです。実施段階でメンバーを巻き込むことが5Sの定着化につながります。

また、実施段階でできるだけ多くのメンバーを巻き込むことにより、5Sの実施率も向上します。反対にメンバーを巻き込まず、5S担当者が単独で実施してしまうと、5Sの維持継続は難しくなります。

③管理監督者のチェック

計画に対する実施状況について確認が必要です。これがチェックの段階です。

チェックには2つの視点があります。1つめは、計画に対する進捗状況の確認です。計画に対して予定どおりのペースで実施できているかどうかの確認です。3ヵ月の計画に対しては、最低1ヵ月に1度のチェックは必要でしょう。

2つめは5Sの質の確認で、これは5S水準のチェックです。管理監督者の5Sビジョンを実現できているかという点について現場を確認しながら、必要に応じて修正していきます。

④改善に向けてのアクション

チェック段階で問題だと感じた個所があれば、それを明確にして改善につなげます。このときに重要なのは、指示命令への対応ではなく、自ら考えて行動し、アクションにつなげているかという点です。

PDCAを愚直に回す

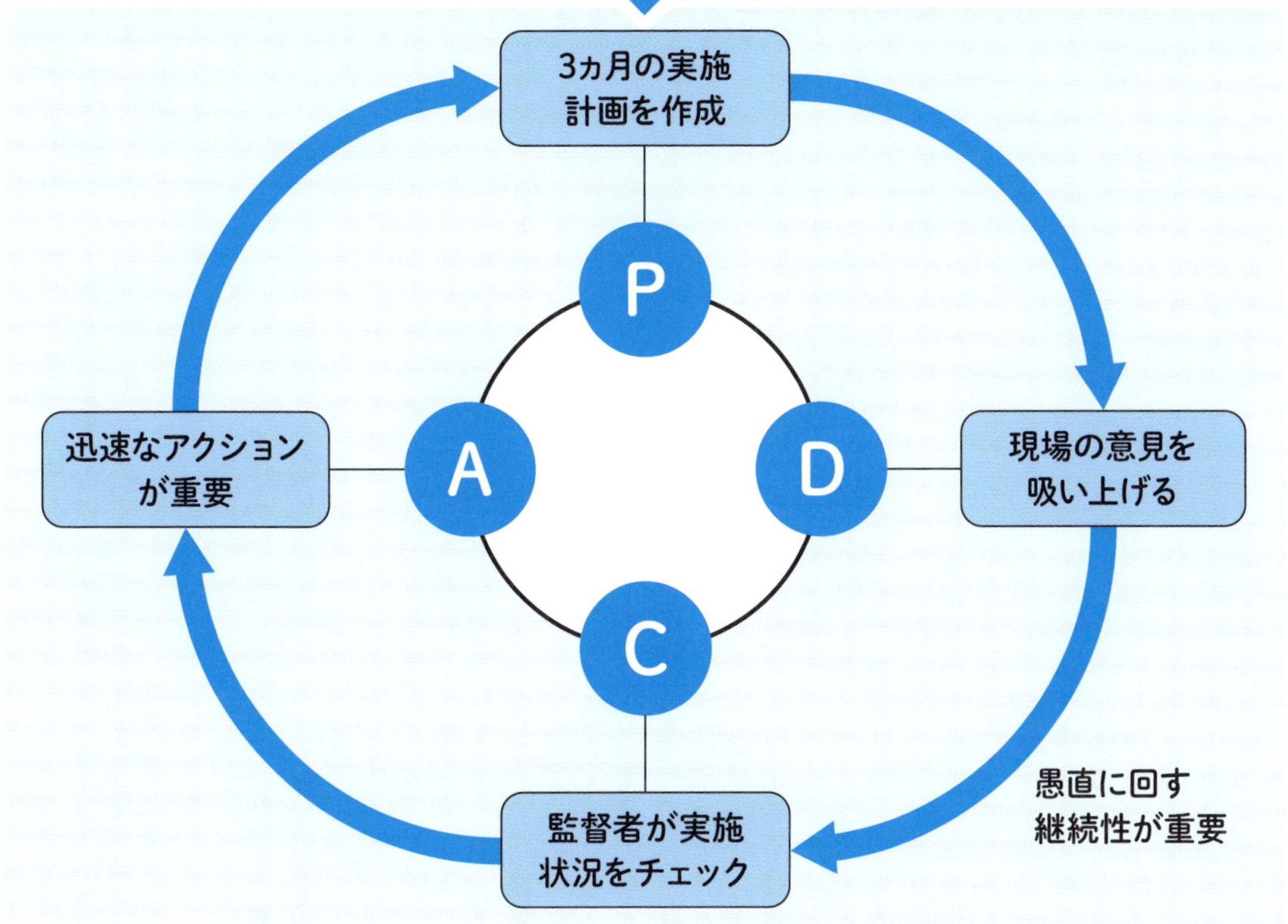

愚直に回し、継続的に取り組む

PDCAを短期的に回すだけでは、定着化にはつながりません。継続し、しかも愚直に回すことが重要です。

「愚直」とは国語辞典によると「正直なばかりで臨機応変な行動をとれないこと。また、そのさま」とあります。この意味からすると、決して前向きな意味ではありません。しかし、ここでいう「愚直」とは、「良いと思ったこと、正しいと感じることは迷うことなく、脇見をしないで実行し続けること」という意味で用いています。

日本の多くの企業では、さまざまな管理手法などを導入し、いつの間にか立ち消えになっているものが多いものです。効果が出ないとすぐに結論を出して中止しますが、これでは定着化しません。愚直に継続する努力が求められるのです。

CHECKPOINT

- □ 5Sの改善への取組みは3ヵ月計画が作成され、メンバーに共有化されているか
- □ 5Sの実施段階では、メンバーを巻き込むコミュニケーションが図られているか
- □ 監督者や5Sリーダーのチェック・アクションが迅速に展開できているか
- □ PDCAを愚直に回せているか

3

自分で自分をしつける習慣づけ

行動を習慣づけるのは自分自身です。行動を常にチェックして、自分のよい習慣を伸ばし、悪い習慣を止めるように意識すると、自分自身をしつけることにつながります。

5Sの定着化で忘れてはならないのが、行動の習慣づけです。人の行動を習慣づけるためには、しつけの実践を徹底します。ただし、ここでのしつけとは、上司が部下をしつけるだけでなく、自分を自分でしつける習慣づけがポイントになります。

しつけにおいては、上司や先輩が部下や後輩をしつける行動も必要で、これを否定するものではありません。しかし、上司や先輩のしつけだけでは本来5Sが目指すべき行動を引き出すようなしつけは実現しません。

本来5Sが目指すべき行動とは、常に自分の行動を自己チェックし、問題を発見し、自分で改善していく行動です。このような行動を引き出すためには、自分が自分をしつける行動、すなわち習慣づけが必要です。

自分が自分をしつけるとは、自分の行動を自分でチェックし、自分の良い習慣（行動）と悪い習慣（行動）を分けて、良い習慣を伸ばし、悪い習慣をやめることを継続的に実施することです。

良い習慣を伸ばす

良い習慣は、継続して実施することにポイントがあります。継続することにより行為が当たり前になり、やるべきことをやらないと落ち着かない、何か違和感があるといった状態になります。これが本当に体に身についた状態であり、習慣づいているといえます。

さらに大切な点は、良い習慣を増やしていくことです。良い習慣を増やすために必要な項目とは以下のとおりです。

・良い習慣とは何かを理解する
・良い習慣がなぜ必要かを理解する
・良い習慣を1日1つは実行すると意識する
・週単位、または月単位で行動目標を設定する
・目標とする習慣を実現できたかを自己チェックする　など

以上は良い習慣を身につけるための一例です。こうした点を意識し、目標設定し、結果を自己チェックすることにより、習慣レベルを向上させることが期待できます。

悪い習慣をやめる

良い習慣を身に付けるより、悪い習慣をやめる方が難しいのが実態でしょう。これまで長い期間の中で身についた習慣を短期間で変えるのはかなり困難です。そこにはかなりのエネルギーを要します。しかし、まったく改善できないわけではなく、やり方や展開方法を工夫すれば解決できます。ここでは、悪い習慣をなくしたり、良い習慣へ改善したりする方法について、解決のためのアプローチを解説しておきましょう。

・組織として悪い習慣をやめるこ

良い習慣と悪い習慣

伸ばす

良い習慣

1. 良い習慣とは何かを理解する
2. 良い習慣はなぜ必要かを理解する
3. 良い習慣を1日1つは実行
4. 週単位、月単位で行動目標を設定
5. 目標とする習慣を実現できたかをチェック

悪い習慣

1. 組織として悪い習慣をやめることを打ち出す
2. 職場のメンバー同士でチェックし合う
3. 毎月、毎週の実践すべきテーマを設定し実行
4. 各自の守るべきテーマを自己申告し実践
5. 各自の実践テーマは朝礼などで自己宣言

やめる

と打ち出す
・職場のメンバー同士でチェックし合う
・毎月、毎週の実践すべきテーマを設定して実行する
・各自の守るべきテーマを自己申告し実践する
・各自の実践テーマは朝礼などで自己宣言する　など

これらは取組みの一例であり、参考にするきっかけ程度の項目です。実際は、各職場の実情を勘案しながら取り組んでいきましょう。

いずれにしても重要なのは、他人にしつけられるのでなく、自分の行動を自分でしつけることです。自分で自分をしつける行動は納得につながる行動です。人にしつけられても、なかなか納得感は感じられません。5Sではこの納得という姿勢をたいへん重要視しています。納得しながら5Sに取り組んでほしいものです。

そして、納得につなげるためには、主体性を持った行動がポイントになります。

CHECKPOINT

- □ しつけとは上司が部下をしつけるだけでなく、自分が自分をしつけることだと理解しているか
- □ 良い習慣を伸ばすことに取り組んでいるか
- □ 悪い習慣を止めることに取り組んでいるか
- □ 自分で自分をしつけるために、納得につながる主体的な行動を実現できているか

4

5Sは徹底しないと停滞し、後退する

5Sはいつの間にか後退してしまいます。そうさせないためには「徹底」です。第三者の客観的な評価と、メンバー自身の自覚によって、5Sが乱れない体制をつくることができます。

5Sは徹底しないと後退しても気がつかない

5Sは徹底しないと停滞し、さらには後退することになります。改善活動は、中途半端な状態では高いレベルが維持できません。たとえば、街中で清掃が徹底されていてキレイな場所では、ゴミを捨てて汚す人は少ないものです。しかし、すでに汚れている場所ならば、次々と汚す人が出て、ますます汚れがひどくなってしまいます。

このように、5Sが中途半端で徹底されていない場合、なぜ後退するのでしょうか。この点について考えてみましょう。

5Sが徹底されていない職場は、多くの個所で中途半端な状態になっている場合がほとんどです。こうしたところでは、5Sが後退しても目立ちません。目立たないために後退がより進行し、いつの間にか大きく乱れてしまうのです。

少しの乱れや後退したタイミングですぐに見直し、即修正することが必要なのです。

徹底するとは

「徹底する」とはどのようなことなのかを考えてみましょう。5Sの徹底について、客観的な側面から評価されることが重要です。たとえば、病院長などのトップ診断による徹底度の評価などです。

さらに、客観的な評価だけでなく、5Sを進めている本人自身が5Sの徹底についてどう感じているかという観点も重要になります。5Sを維持継続し定着化につなげるためには、5Sに取り組む本人たちの「徹底した」という意識がポイントになります。

自分自身の評価による徹底度は、5Sに取り組む人の目指すべきレベル、すなわち「5Sのあるべき姿」により異なります。自分自身の評価による5Sの徹底とは、他人が徹底しているとか、していないとかを評価するものではありません。5Sについて実施している状況を実施するメンバー自身がどのように考えるか、という点がポイントになります。すなわち、徹底とは「どのように自覚しているか」という問題でもあるのです。

そして、実施するメンバー自身が、不十分なところが残っていると感じていると、5Sのレベルは低下する傾向にあります。中途半端だと感じている状況では、乱れることに対する抵抗感が薄れてしまいます。その結果、5Sへの取組みは停滞し、5Sの実態も徐々に乱れてくることになります。一方、真剣に5Sの改善に取り組み、実施するメンバー自身が納得して取り組んでいると、5Sのレベルを乱したくない、維持したいという意識が自ずと生まれてくるものです。

5Sの徹底とは

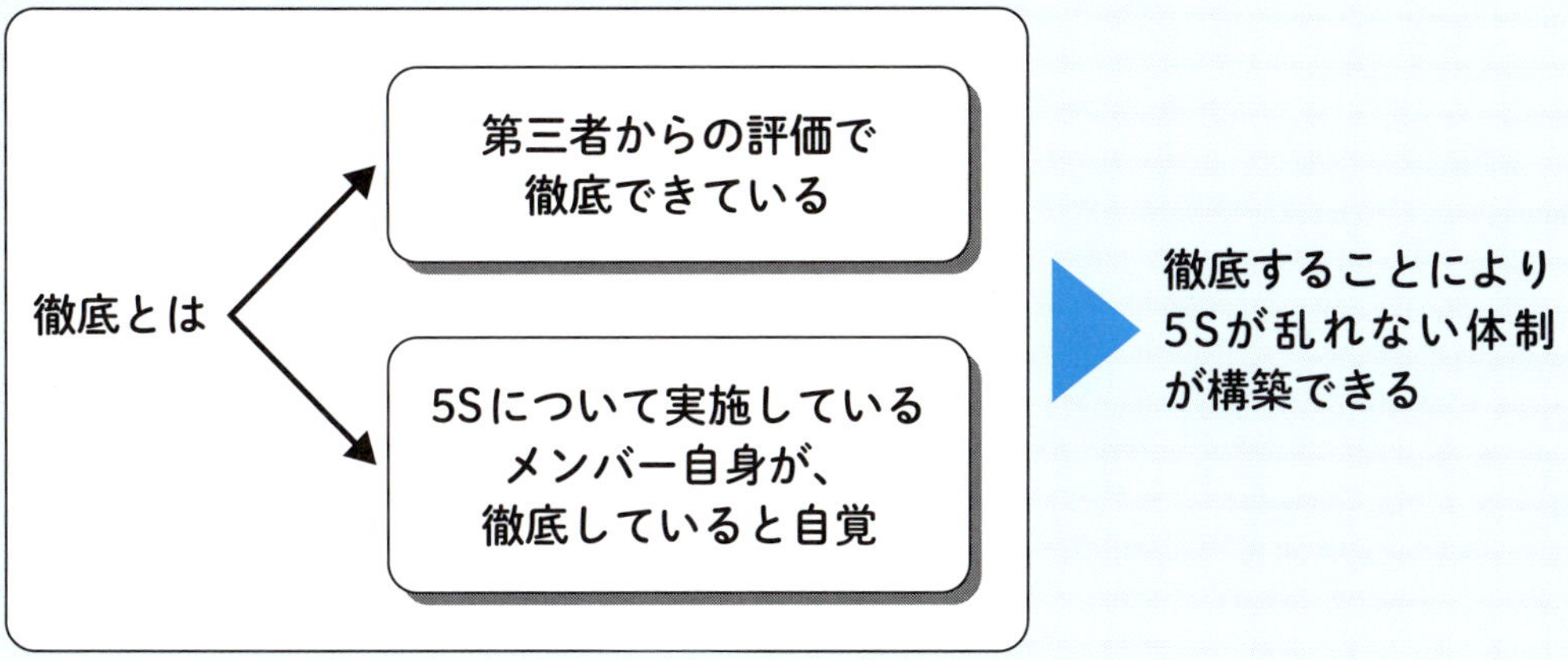

乱れないレベルまで徹底できる水準を実感すること

5Sが徹底している対象個所やその職場には、乱れるスキがありません。仮に、少しでも乱れそうになると直ちに修正行動が行われ、乱れないようなアクションが実施されるのです。この点が5Sを定着化させる重要なポイントです。このようなスキのない徹底した水準とはどのようなレベルであるかを職場の職員全員で共有してください。

徹底できており、後退したり乱れない水準とは、

・表示のバランスがよく美しい
・置き方を確実に元の位置に戻るように設定している
・定期的な置き場所や置き方、そして表示の見直しができている
・清掃が定期的に実施できている

などであり、これらが確実に実現できている個所は、5Sが後退したり、乱れることはありません。

CHECKPOINT

- □ 5Sが中途半端で、徹底できていない個所はないか
- □ 5Sの実施レベルは、第三者から徹底できていると客観的な評価を受けているか
- □ 5Sの実施レベルに自分たち自身で徹底できているレベルまで到達しているか
- □ 5Sは後退しないレベルまで到達しているか

5Sを定着化させるには
TAKE ROOT IN

5

周りから協力を引き出すコツ

「周りが協力してくれない」と言う5Sリーダーがいます。しかし、リーダーの働きかけに問題はないでしょうか。協力を引き出すためのコミュニケーションをもう一度見直してみましょう。

周りの協力が引き出せない

5Sへの取組みを定着化するには、組織的に展開することが大切で、全員参加が基本となります。全員参加でなければなかなか成果にはつながらないし、即、後退してしまうものです。そして実際に展開する場面では、5S実行リーダーを決め、実行グループのメンバーを巻き込み、協力を引き出しながら展開することが必要です。

しかし現実の場面は、5S実行リーダーから「周りが協力してくれない」「5Sの取組みに参加してくれない」という声を耳にすることがあります。そして、ときには「周りが協力してくれないから5Sが進まない」という、できない言い訳のような意見も聞かれます。このような意見の大部分は言い訳です。言い訳をしている限り5Sは進まないし、当然定着化などは絶対に実現できません。5S実行リーダーであれば、このような状況を打破し、周りの協力を引き出すことが重要なポイントになります。

協力してくれないのはなぜか

「周りが協力してくれない」と考えるのは誤りです。協力してくれないという言い方は受け身であり、待ちの姿勢になっています。「協力してくれない」のでなく「協力させていない、または協力を引き出せていない」という考えるべきなのです。いかに5Sリーダーが周りに働きかけるかが重要なポイントになります。

まず考えるべきは、なぜ協力しないのかを的確に分析することです。一般的な要因として、「役割が曖昧である」「協力したいが、何をどのように協力すればよいかわからない」「指示が徹底できていない」「5Sへの取組み方に不満がある」などが考えられます。

不満にもさまざまな要因が考えられます。まずは、どのような不満があるのかを的確に把握しなければなりません。不満の把握は日ごろのメンバーの行動観察が基本です。どのような態度をしているかでおおよそ不満の内容は推測できるものです。代表的なものとしては次のような点が指摘できます。

・5S実行リーダーが勝手に進めて自分たちに相談がない
・進め方に行き詰まっても、管理者や5S実行リーダーから具体的なアドバイスがない
・5Sを実施しても評価されない

以上は協力を引き出せないケースの不満の一部です。共通している項目として、5S実行リーダー（管理者の場合もある）とメンバーとのコミュニケーションが不十分ということが指摘できます。

周りからの協力を引き出す

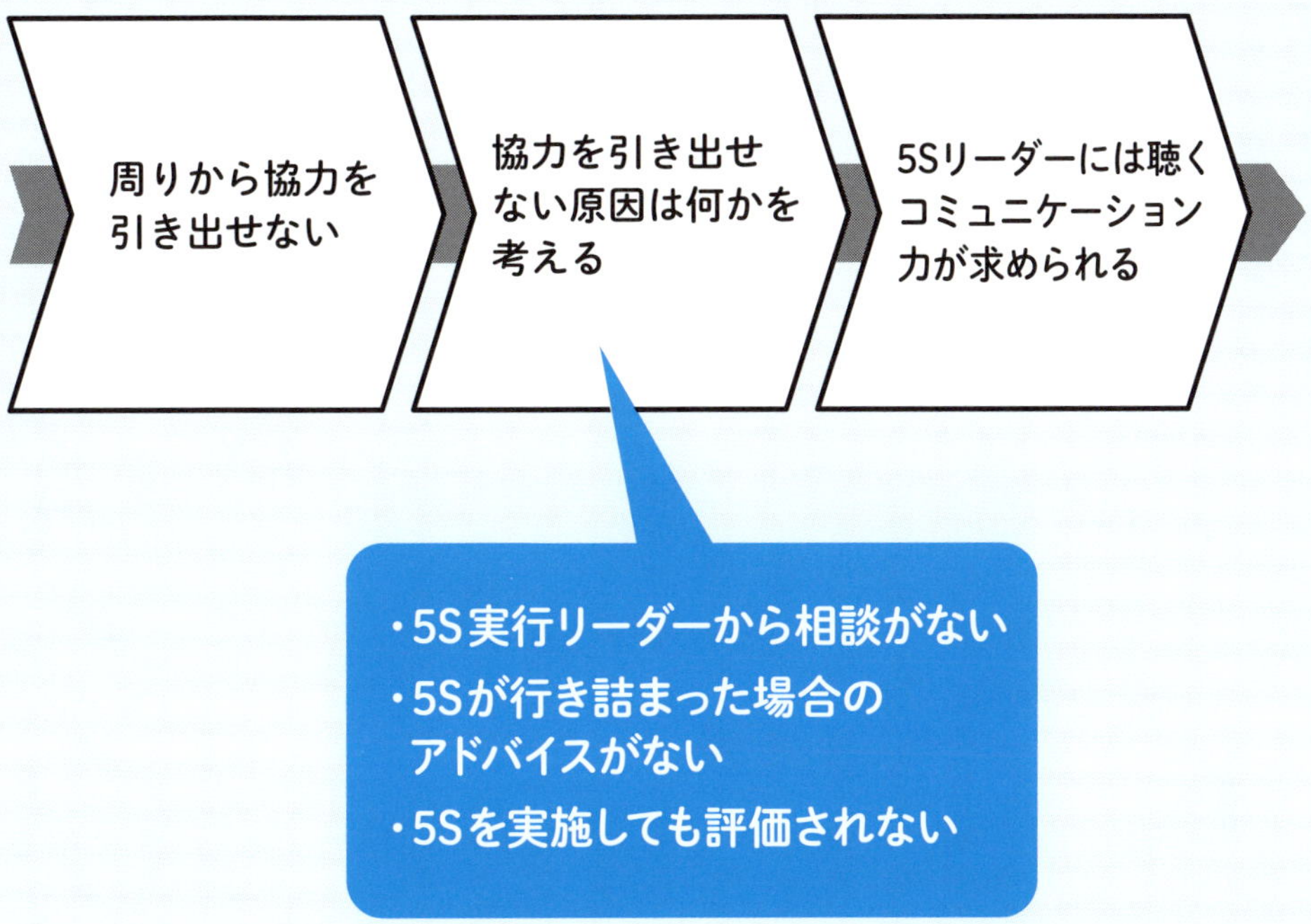
周りから協力を引き出せない
協力を引き出せない原因は何かを考える
5Sリーダーには聴くコミュニケーション力が求められる
・5S実行リーダーから相談がない
・5Sが行き詰まった場合のアドバイスがない
・5Sを実施しても評価されない

協力を引き出すために

協力を引き出すコミュニケーション力

メンバーの協力を引き出す基本はコミュニケーションにあります。そのポイントは、相手の心をつかむことです。そして相手の心をつかむためには、相手（メンバー）の立場や考え方を尊重すること、そして、大切なのは自分が相手を尊重していることを伝えることです。

しかし、どれだけ「相手の立場や考え方を尊重している」と言葉で伝えても、相手は自分を尊重してくれているとは、あまり感じないものです。そこでもっとも有効な方法は、相手の話をしっかりと聴くことです。

相手の話を聴くことで、尊重する気持ちが相手に伝わります。そして、人は自分の意見を真剣に聴き、受け止めてくれる人を大切にしたいと思い、協力しようという気持ちが湧いてくるものです。

CHECKPOINT

- □ **全員参加が実現できるよう、周りの協力を引き出せているか**
- □ **周りの協力を引き出せない場合、協力をしてくれないと受け身になっていないか**
- □ **周りの協力を引き出せない原因を追究しているか**
- □ **周りのメンバーに対する尊重する気持ちを聴くことで伝えているか**

6

定着は、新しいことにチャレンジし続けること

マンネリ化を防ぐには、常に新しいテーマにチャレンジし続けることです。新風が吹き込まれることで、5Sへの取組みが継続し、定着化していきます。

5Sへの取組みを継続し定着化させるためには、いかに繰返し新風を吹き込むか、という視点が大切になります。新風を吹き込むという意味は、あるタイミングで常に新しい次元の課題を設定し、それに取り組むということです。あるタイミングとは、大まかに1年程度の単位で新しい課題を5Sに取り込んでいくような方法があるでしょう。

毎年新しいテーマを設定

筆者の指導先の竹田綜合病院では、5Sの取組みに毎年新しいテーマを設定して展開しています。すでに5Sを導入して数年目になりますが、活動にマンネリ化などはありません。5Sの毎年のテーマは、病院全体のテーマと各職場のテーマを設定しています。病院全体については5S推進委員会で設定し、そのテーマを受けて各職場が職場独自の重点テーマを設定して展開しています。たとえば、1年目は整理・整頓の実施、2年目は清掃の実施、3年目は発生源対策の実施、4年目は清潔の実施、5年目は目で見る管理の実施、6年目は業務内容の見える化の実施、7年目は業務の5S実施、7年目以降は業務の5Sに重点をおいて取り組んでいます。以下にその取組みの概要を解説します。

①第1段階（1年目）：整理・整頓の実施

この段階は5Sのもっとも基本的な項目で、5Sの基本を構築する段階です。まずは整理を実施して職場から不要なものをなくし、さらに整頓を徹底します。

②第2段階（2年目）：清掃の実施

ここでの清掃とは、まずこれまで清掃ができておらず汚れているところを一斉に清掃します。この一斉清掃が完了したら清掃基準を作成して、日常的な清掃レベルを向上させます。

③第3段階（3年目）：発生源対策の実施

清掃の徹底は重要ですが、清掃そのものはコスト増につながる行為でもあります。清掃の必要なところで手を抜くのは問題ですが、清掃しなくても汚れない職場ということが重要になります。これが清掃の汚れ発生源対策です。

④第4段階（4年目）：清潔の実施

整理、整頓、清掃の3Sが維持できている状態が清潔です。5Sが維持できるためのさまざまな課題を設定し、改善する段階が清潔の取組みです。医療機関の場合は、清潔感を向上させるための取組みも、この清潔段階で重要なテーマになります。

⑤第5段階（5年目）：目で見る管理の実施

新しいテーマにチャレンジ

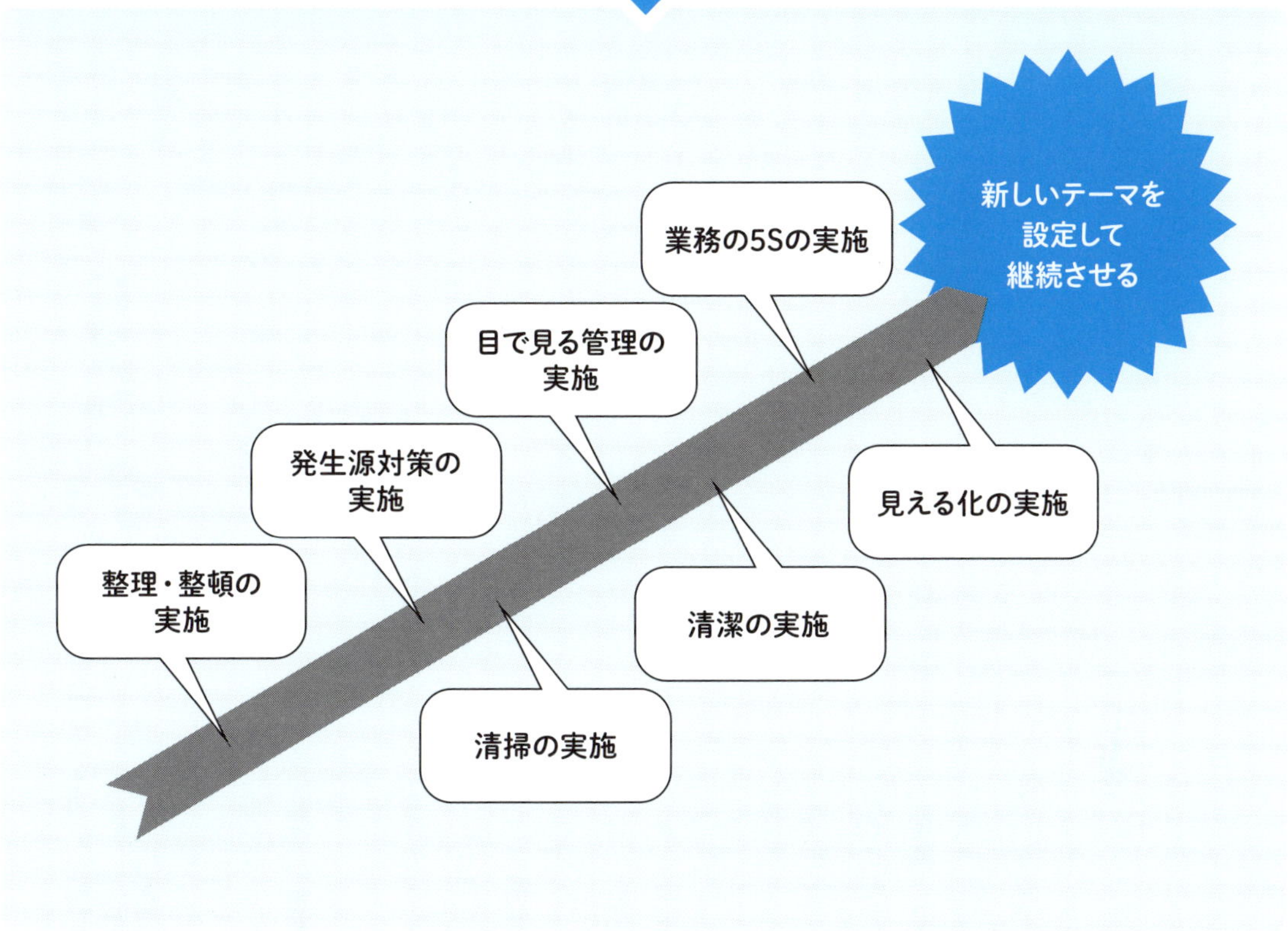

5Sの目的の1つが「目で見る管理体制の構築」という点にあります。そこで目で見る管理に焦点を当ててレベルアップを図ります。このレベルアップにより、整理・整頓・清掃という3Sの乱れがあっても、目で見てわかる体制を構築するのです。

⑥第6段階（6年目）：業務内容の見える化の実施

目で見る管理の発展段階でもありますが、間違えやすい業務、なかなか覚えにくい業務、間違えたら大きな事故や損失につながる業務などについて、業務の手順やコツの見える化を実現し、業務のミスの防止や事故防止を目指します。

⑦第7段階（7年目）：業務の5S実施

業務内容の見える化をさらに発展させ、業務を対象にした5Sを展開します。これにより、より医療安全や業務の効率化が実現できます。

CHECKPOINT

- □ 5Sは継続的にレベルアップできているか
- □ 5Sの課題は毎年新しいテーマを設定し、チャレンジしているか
- □ 課題は毎年段階的にステップアップしているか
- □ 5Sの課題は、モノの5Sから業務の5Sへと進んでいるか

5Sの本質は
業務の5S

ESSENCE

1

5Sの本当の価値とは

モノの5Sが進展したら、業務の5Sに進化させましょう。これが5Sに取り組む本来の価値です。モノの5Sの意味を、より発展的に活用していきます。

5Sに取り組む意義

これまで、モノを対象とした5Sについて解説してきました。5Sへの取組みによってモノが探しやすくなり、業務効率が向上します。さらには、職場環境が整備されるので、医療安全のレベルも向上します。

しかし、真の意味での医療安全や業務の効率向上には、モノの5Sだけでなく「業務そのものの取組み方や進め方」について改善しなければなりません。その意味から、モノの5Sがある程度進展したら、業務そのものを対象とした5Sへと移行します。つまり、モノの5Sから業務の5Sへと展開するのです。「業務そのものの5Sまで展開することが、5Sに取り組む本来の価値である」と筆者は考えています。

一般的に、5Sは目に見えるモノを対象とします。もちろん、パソコンのデータ整理など、目で見えないものも対象ですが、基本的には静的な改善であるといえます。

それに対して、業務の5Sの対象は業務プロセスです。業務の進め方・業務への取組み方が改善対象です。すなわち、改善の対象が動的なものとなります。

この静的・動的の違いは、改善前と改善後の比較のしやすさにあります。静的なモノの5Sは改善の比較が容易であり、改善が進めやすいという面を持っています。それに対して動的である業務の5Sは、改善前と改善後の比較が難しく、その比較の仕方には工夫が必要です。

業務の5Sの意義

業務の5Sは、独自の意味があるわけではありません。これまでのモノの5Sの意味をより発展的に活用するという展開です。

ここでは、業務に関する「整理」「整頓」「清掃」の3Sについての意味を解説しましょう。

① 業務の整理とは

業務の5Sの整理とは、モノの5Sにおける整理と基本的には変わりません。モノの5Sでは「必要なモノと不要なモノを分けて不要なモノを捨てる」と定義しています。それに対して業務の整理では、自分が取り組んでいる業務の棚卸しをして顧客の視点から見直し、価値の低いものを改善につなげることです。

キーワードとしては「やめる・廃止する」「減らす」などの視点で改善を検討します。

② 業務の整頓とは

モノの5Sにおける整頓は「必要なモノがすぐに取り出せるように、置き場所、置き方、表示を徹底すること」と定義しました。それに対して業務の5Sの整頓とは、

一般的な5Sと業務の5S

	一般的な5S		業務の5S
対象	主にモノ	⇔	業務のプロセス
特性	静的	⇔	動的
改善比較	効果が明確	⇔	効果が不明確

整理の後に、業務をより効率的に実施できるように、組み合わせ、あるいは仕組みを検討して改善する取組みです。とくに、業務を体系的に整えて、組織間の問題などを解決することが期待されます。すなわち、業務の流れを職場を超えて体系化し、ムダを削減するのです。

③業務の清掃とは

モノの5Sにおける清掃は「掃除をしてゴミ・汚れをなくし、キレイにすると同時に点検すること」と定義しました。それに対して業務の5Sでは、業務の内容をしっかり点検し、業務プロセスの中にミスを発生させるリスクはないか、価値を生まない業務はないかなどを発見して改善に取り組むアプローチです。とくに業務においてヒューマンエラーによる事故を発生させない視点で改善することが期待されます。そのためには業務のプロセスからエラー防止策を検討します。

CHECKPOINT

- □ モノの5Sの定着化が実現できたら、業務の5Sへの取組みをイメージできているか
- □ 業務の5Sの意義や本質を理解しているか
- □ 業務の整理・整頓では、あるべき姿を検討し「止める」「減らす」そして「体系化」を検討しているか
- □ 業務の清掃では、業務の内容を点検して、ミスが発生しないようなエラー防止策を検討しているか

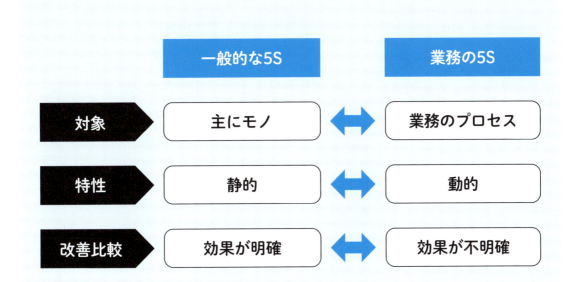

2

業務の5Sを効率的に展開する

大切なのは、顧客・患者の視点から現在の業務を見直すことです。その業務の本来の価値とは何かと、自分が担当する業務をすべて洗い出して問題点を摘出します。そして改善につなげていくのです。

業務の5Sへの取組み方について解説します。とくに重視すべき点は、自分が実施している業務を顧客・患者の立場から見直す点にあります。

業務の要求事項の分析

まず、自分の担当業務に関してどのような価値が要求されているのかについて、原点に立ち返り、顧客・患者（後工程も含む）の目線で、基本から見直すことから始めます。ここまで、上司や先輩から指導を受けながら業務を遂行してきましたが、時間の推移とともに業務そのものに期待される機能が変化しているのが現実です。その変化を察知し、何が本当に要求されているのかを真剣に考え直すことが必要です。

このように、常に業務の原点に立って要求される業務の目的を見直さなければ、いつの間にか「重要でない業務を一生懸命行っている」という状況になってしまいます。反対に、患者からの要求事項が見逃され、期待に応えられないこともあります。

こうした現状がないかを、根本から見つめるのが業務の要求事項分析の段階です。

業務の棚卸

自分の業務はどのような項目に取り組んでいるかをすべて洗い出すのが業務の棚卸になります。業務の棚卸により業務を実施している実態について、現状把握をすることになります。現状把握をすることで、自分の職場（あるいは自分自身）が取り組んでいる業務の問題点を発見することにつながります。すなわち、本来の業務への要求事項や目的と現状とのギャップを探り、業務が抱えている問題点を基本から考える段階です。

ここでとくに重要な点は、現在実施している業務を原点に返って、基本的な視点から見直すことにあります。モノの5Sでも共通していることですが、組織の中ではいつの間にか時間の経過とともに不要品が溜まってきます。そこでは定期的に整理をすることが必要でした。業務も同じことが言えるでしょう。定期的に業務を根本から見直し整理することが必要になります。

業務の改善課題の抽出

業務の棚卸で抽出した問題点をどのようなやり方で改善するか、という方向を示すのが業務の改善課題の抽出です。業務の5Sを具体的に改善する方向としては「業務の整理」「業務の整頓」「業務の清掃」の視点から改善の課題をより具体的に抽出します。

たとえば、「整理の視点」では、「削除できないか」「統合できないか」といった観点から改善課題を抽出します。また、「整頓の視点」

業務の5Sの流れ

対象業務の設定

↓

業務の要求事項の分析

↓

業務の棚卸 → 問題点の抽出

↓

改善課題の抽出		
	業務の整理	●削除できないか ●統合できないか
	業務の整頓	●体系化できないか ●見える化できないか
	業務の清掃	●ミスを削減できないか

↓

業務の5Sの改善案の検討と実施

では、「体系化できないか」「見える化できないか」から改善課題を抽出し、「清掃の視点」では、「ミスを削減できないか」「有効なエラープルーフ化ができないか」などといった観点から改善課題を抽出します。

業務の5Sの実施

業務の5Sの展開の視点を活用して業務改善の具体案を検討します。ここでの具体案の検討は業務の5S特有のものではありません。業務の5Sでは、現在実施している業務の進め方の棚卸を実施し、改善のための課題を抽出しました。次には課題解決するためのより具体的な改善案を構築し、Plan—Do—Check—Actionのサイクルを回しながら実行管理を展開することになります。

PDCAを回すポイントとしては、まず計画したことをやってみる姿勢です。やってみてうまく結果が出ない場合はやり直す姿勢が大切です。

CHECKPOINT

- ☐ 業務に対して基本的に要求されている項目・その本質を考えているか
- ☐ 業務のあるべき姿と現状の進め方を対比して問題点を発見できているか
- ☐ 問題点を解決すべき方向（改善課題）を抽出できているか
- ☐ 改善課題について具体的な改善案を策定し、実施のためのPDCAを展開できているか

3 業務の5S、5つの切り口

業務の5Sでは、モノの5Sの視点を一歩拡大させて、「削除できないか」「統合できないか」「体系化できないか」「見える化できないか」「ミスを削減できないか」という切り口で検討します。

業務の5Sは、モノの5Sに関連する整理・整頓・清掃の3Sの考え方をベースに検討します。そして、モノの5Sの視点をもう一歩拡大した、次の5つの切り口で検討します。

①削除、②統合、③体系化、④見える化、⑤ミス削減

削除できないか

まずは、業務のあるべき姿と現状業務の棚卸から「ムダな業務はないか」「余計な業務はないか」「業務内容を削除できないか」などを検討して、削除できる項目を探ることです。この点が業務の5Sではもっとも重要な検討項目です。

業務を削除する取組みでは、顧客・患者（自分が価値を提供する人）の要求事項に対して価値が高い業務は残しても、価値の低い業務は削除するという判断をすることです。業務の5Sではこのような考え方を重視します。

統合できないか

業務の内容を統合することにより、業務の効率向上を目指します。組織の仕事内容によっては、ダブり業務が発生していることがあります。こうした業務は統合により効率化が実現できます。統合とは2つ、あるいは複数の組織や業務を1つにまとめることです。1つに統合することで、さまざまなムダを排除することができます。

体系化できないか

業務の体系化により業務効率の向上が実現できます。体系化とは、業務の関連性を系統的に整理して、職場と職場、チーム相互間の連携を図ることをいいます。組織の中でムダやロスが多いのは、組織と組織の間、職場と職場の間です。組織の間に問題が多いのです。

組織と組織が協力して解決しなければならない問題は、いつまでも解決されないことが多いものです。問題に対する責任の所在が曖昧になり、解決に至らないのです。このように、組織のはざ間にある問題を解決するのが体系化です。

業務の体系化を検討すると、組織間、職場間のコミュニケーションが改善されます。このコミュニケーションの改善が医療機関に潜む多くの問題を解決するのです。

見える化できないか

業務の5Sでは、業務内容さらには業務の進め方の見える化を目指します。業務の5Sを確立するうえで重要な要素です。

見える化とは、目で見てわかるようなしくみを構築し、わかりやすい職場づくりを目指す取組みです。見える化は、モノの5Sでも活用される手段ですが、よりわかりにくい業務の5Sでは、さらに見える化が重要になります。

見える化の方向としては「職場

業務の5Sの5つの切り口

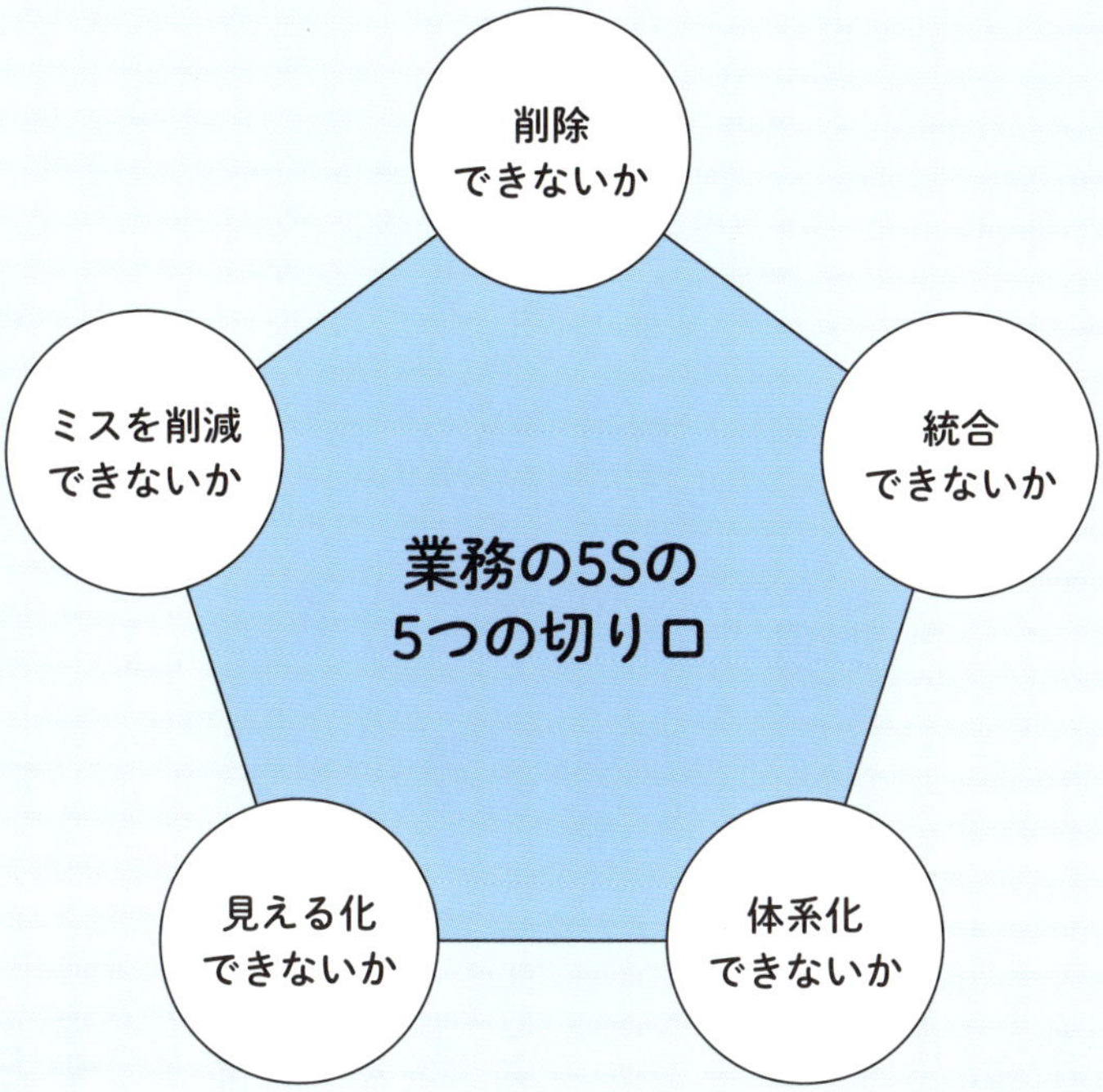

の問題点の見える化」「業務の進捗状況を見える化」「業務の進め方の見える化」「職場の危険個所の目える化」などが対象です。

見える化によって、業務を効率的に進める体制ができあがります。

ミスを削減できないか

業務の5Sの最後の切り口です。この切り口はこれまでの切り口を補完するという機能も果たします。業務の削除・統合を進めると、作業ミスなどを誘発する可能性が高まります。業務を実施する上でのミスの原因はさまざまなことが考えられますが、ミスのかなりの内容がヒューマンエラーであると言えます。したがって、業務の5Sではヒューマンエラー削減のための取組みとして重要な位置づけとなります。

ヒューマンエラー削減の方向としては、業務プロセスの中に仕事のけじめをつける工夫をすることがポイントです。

CHECKPOINT

- ☐ 業務の「削除」「統合」により、削減に取り組んでいるか
- ☐ 業務の「体系化」により、職場間・部署間のコミュニケーションの改善に取り組んでいるか
- ☐ 業務の「見える化」「ミス削減」により、業務の効率化、ミス発生の削減に取り組んでいるか
- ☐ これら5つの切り口を有効活用できているか

5Sの本質は業務の5S

ESSENCE

4

業務の5Sで何が変わったか（竹田綜合病院の例）

竹田綜合病院は、医療の世界で本格的に5Sを導入したフロンティア的な存在です。モノの5Sからスタートし、現在は業務の5Sを意識的に進めています。

竹田綜合病院の業務の体系化の事例

竹田綜合病院の検査科では、本院とクリニック両方の検査を実施しています。検査科のエリアは本院の中にあるので、クリニックからは移動を要していました。

①現状把握

現状のクリニックの検査では、検体が溜まったら不定期に本院の検査科に持って行って検査を依頼していました。しかし待ち時間が多く、いつ検査が終了するかがわからない状況でした。そのためときには、患者を必要以上に待たせてしまうこともありました。

こうした現状の解決に向けて、業務の5Sに取り組むことにしました。

まず、関係者を集めて現状の問題点を出し合いました。すると、次のような実態が明らかになりました。

クリニックからの検体の検査は時間が不定期ということもあり、本院の検査を優先して、空いた時間でクリニックの検査をやるという方法になっていました。その結果、どうしてもクリニックの検査待ち時間が長くなり、検査の完了が遅れていたのです。さらに、検査が完了しても検体と検査結果が置かれたままで、クリニックに戻すタイミングが遅くなっていました。

結果的に、クリニックではいつ検査結果が出るのかがわからず、患者に的確な情報を知らせられないために、患者からの不満も多かったのです。

②問題の分析

そこで、なぜこのような問題が発生するのかという視点で原因追求を実施しました。さまざまな原因が出されましたが、もっとも大きな原因は、クリニックの業務と本院の検査科の業務が連動していないということです。コミュニケーションも悪く、情報交換がタイムリーにできていなかったのです。また、検査科の役割分担も曖昧で、そのことが業務効率を低下させていました。

③対策の検討

〈本院とクリニックでの定期便を設置〉

これまで、不定期に行われていたクリニックから本院の検査科までの検体の運搬を、改善案では1時間に1往復の定期便を設置することにしました。約20人いる検査科の課長以下全員が、スケジュールを作成して定期便を担うことにしたのです。

これにより、定期便を意識した形でさまざまな業務の予定を立てることができ、効率が向上しました。また、患者にも的確な情報の

竹田綜合病院での業務の体系化事例

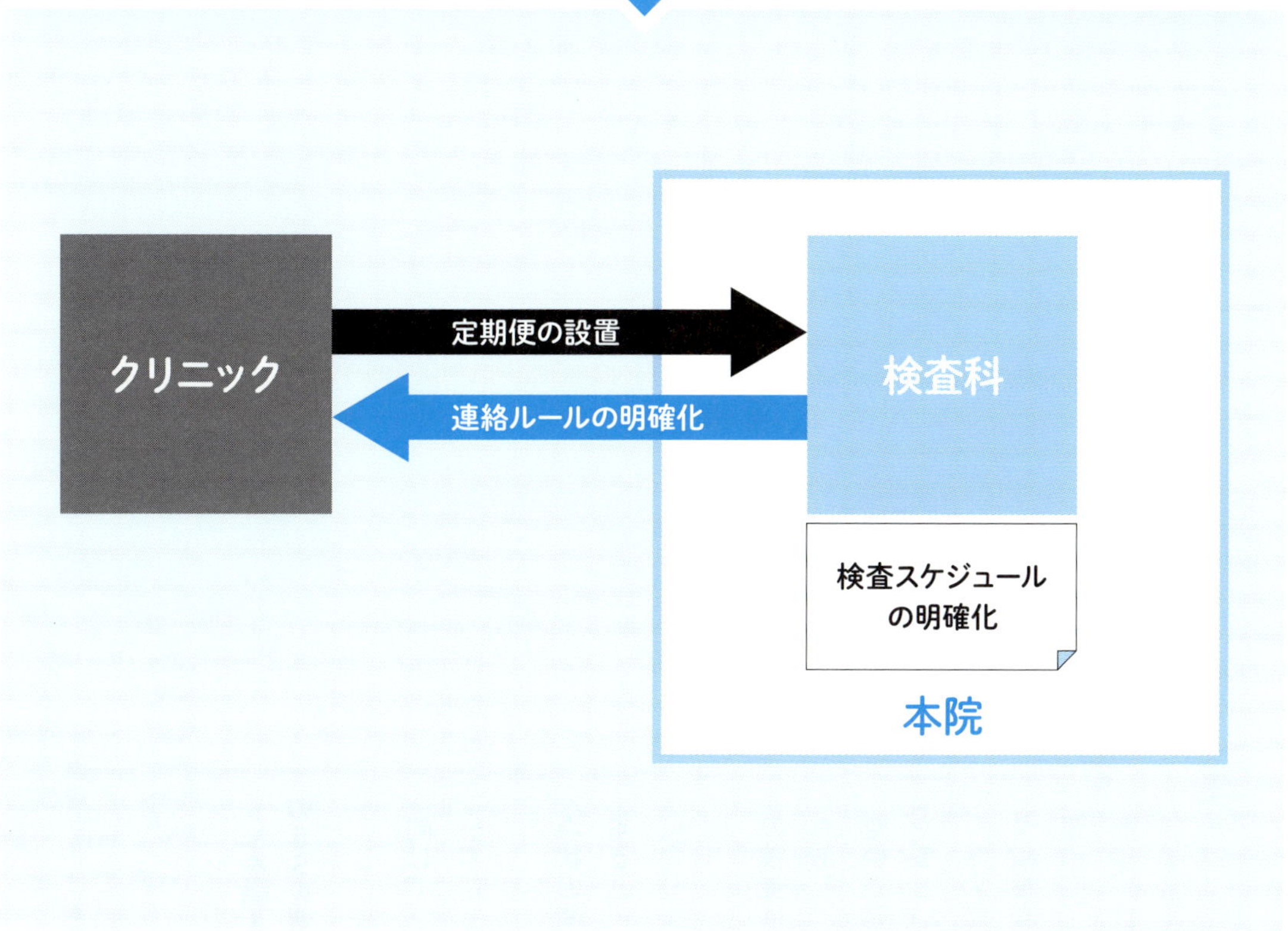

提供ができるようになったため、患者の不満が減少しました。

〈クリニックと検査科の連絡ルールの確立〉

クリニックと検査科との、相互の連絡方法を確立しました。これにより、特急での検査が出てきた場合の対応やトラブルが発生した場合の対応がスムーズできるようになりました。

④業務の体系化を実施した結果

業務の体系化に取り組んだ検査科では、業務全体がスムーズになったことが大きな成果でした。

しかし、直接的な効果だけでなく、「組織で問題解決をする教訓を得た」ように思います。すなわち、これまで他部署に絡むような問題は認識していても、なかなか解決しようとする動きがありませんでした。それは「他部署を巻き込んだ改善は困難である」という先入観や思い込みがあったからでしょう。しかし、今回の業務の5Sに取り組んだことにより、部署をまたいだ問題も、関係部署を集めて問題を共有化し、業務を体系化することで解決できるということを学んだのです。

検査結果を患者に知らせる場合、この業務の改善に取り組むことにより、本院からの検査結果が出る時間が明確にわかり回答できるようになりました。患者へのサービスが向上したのです。

⑤この事例の業務の5Sの視点から見たポイント

この事例は業務の5Sが目指すべきポイントをとらえています。

・患者の立場に立った改善策であること
・他部署を巻き込んでの改善であること
・業務の内容を体系的に整理することで改善につなげていること
・組織のメンバーで話し合って最適な解を導き出していること

以上のポイントは、業務の5Sを実践する重要な考え方でもあります。実際に取り組む場合の参考にしてほしいと思います。

業務改善
課題抽出シート
作成
マニュアル

ひとつ上行く進化版 業務の5Sにチャレンジ！

**モノの5Sに自信が付いたら、ひとつ上のステージに挑戦してみませんか？
それは、これまでやってきた5Sのやり方を、ふだん行っている日常業務に応用してみることです。**

活動にも慣れて5Sの進め方がある程度身についてくると、ふだんの仕事は、早く、間違いなく、気持ちよくできるようになったのではないですか？

ここでは、活動の対象をモノの5Sからステージをあげて、業務自体の5Sに取り組みます。業務そのものにあったムダや間違いのタネを上手く改善できれば、これまでとは比較にならないほど大きな成果を生み出すことができるようになります。

難しく考えすぎないでください。進め方自体はモノの5Sとさほど変わりません。これまでやってきた5Sの経験が生きてきますから、心配には及びません。

ただ、業務の内容が目で見てわかるように整理する必要はあります。また、業務を対象とすると、自分の部門外にも影響することがほとんどですから、周囲との合意や理解といったことも必要になってきます。

まず、自部門の業務を見える化して、それをもとに周囲の部門としっかり話し合いながら、進めていきます。そこで、お勧めなのが、「業務改善課題抽出シート」の活用です。このシートに記入していくうちに、頭の整理ができるようになり、他部署に説明をする際の資料としても最適です。

では、「業務改善課題抽出シート」の作成方法について、具体的に紹介していきましょう。

「業務改善課題抽出シート」とは

まず「業務改善課題抽出シート」のフォーマットを紹介しましょう。みんなで話し合いながら項目ごとに記入していくことで、現在抱えている業務の課題が洗い出されていきます。このシートの記入内容を間違ってしまうと、今後の活動に成果が出ないどころか、改悪になってしまうこともあるので注意が必要です。

大切なのは、全員で話し合いながら作成すること。1人では気づかなかったことも、たくさんの目でチェックすることによって、問題の本質が浮かび上がってきます。「ああでもない、こうでもない」と意見を出し合って作成するようにしてください。

A部分を記入する

「所属」「氏名」「作成年月日」を記入したら、「業務名」と「目的」を記入していきます。

業務名には、これから業務の5Sに取り組む業務の名前を記入します。たとえば「申し送り業務」「検査・治療手順の見直し」「予約受付」などと記入するといいでしょう。

次に、対象となる業務の目的を記入します。たとえば「申し送り業務」であれば、「患者の状態を共有し、適切な業務遂行を実現でき、患者に対して適切な看護サービスを提供する」などのようになりま

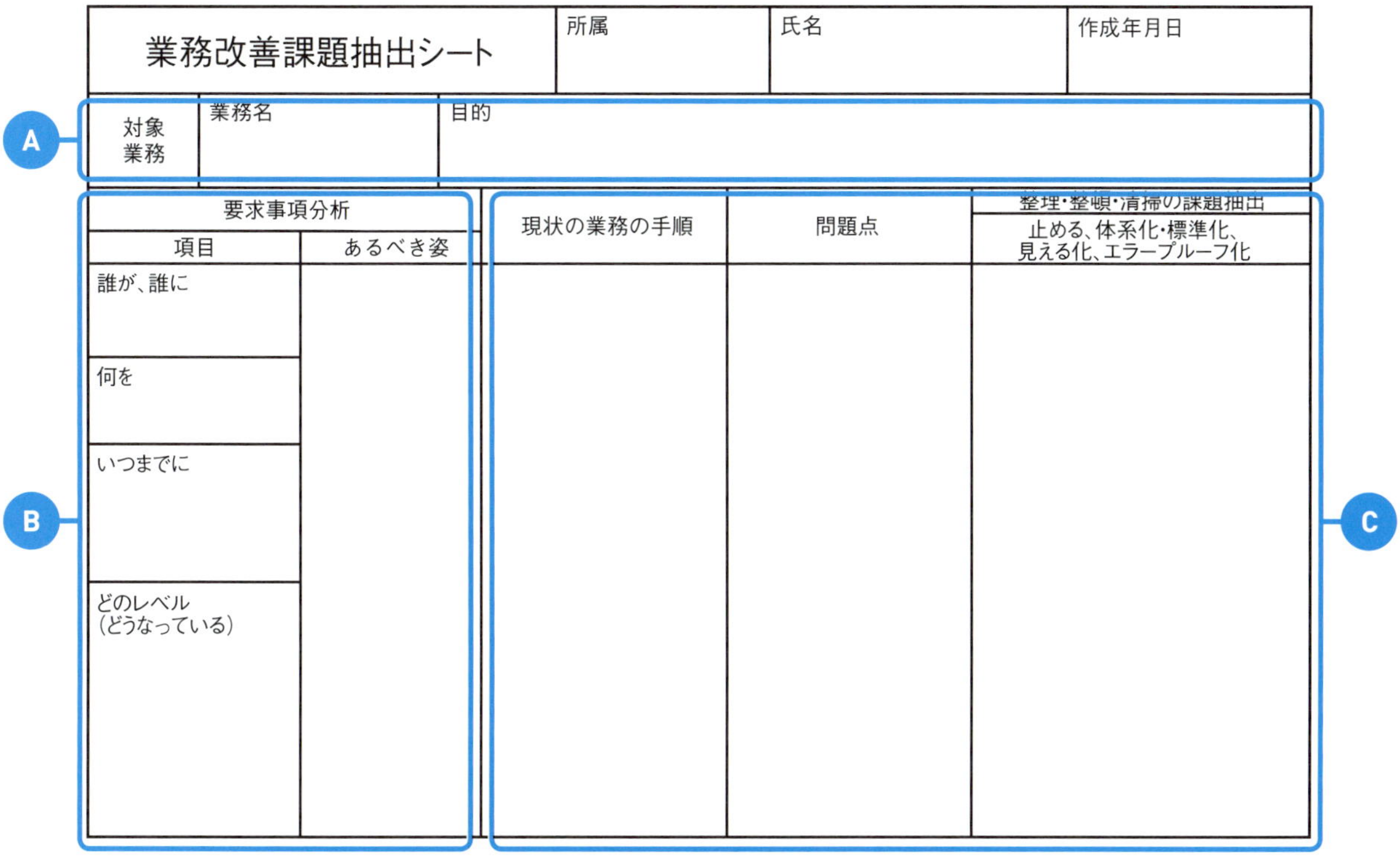

業務改善課題シート

す。

B 部分を記入する

次に、Bの部分の「要求事項分析」欄を記入します。要求事項とは「患者・お客様が要求する価値とは何か」ということです。自職場や自分の業務に要求される内容を抽出して、「誰が」「何を」「いつまでに」「どのレベルまで」という項目に入れ込みます。要求事項の「誰が」には、患者、お客様に加えて「後工程」も入れておいてください。自部門で処理した業務が次の工程に行くのであれば、これをお客様と考えるという発想です。

「誰が、誰に」

業務の機能や価値を「誰に提供しているか」という視点で考えます。たとえば「リーダーが主任に対して」というように記入します。

「何を」

業務で「どのような価値を提供しているか」という視点です。たとえば「患者の状態を報告することによって状態を共有化する」というように記入します。

「いつまでに」

ここは、業務を行うタイミングや時期を記入します。改善を進める期限ではないので、注意しましょう。たとえば「16時までに（主任準夜勤業務に申し送る時間）」と記入します。

「どのレベルまで」

これは「どのレベルを実現できているか」という視点です。たとえば「日勤中の問題を、リーダーが中心となってチーム内で解決し、結果を申し出る状態になっている」などと記入します。

「あるべき姿」

要求事項を分析した結果をまとめて、文章化したものです。たとえば「主任に各メンバーから状態を報告する前に、日勤中のまとめを各チームのリーダーに報告・相談しておき、必要時には医師から指示をもらっておく。各チームリーダーは、主任に必要と思われる経緯と状態変化に対応した結果を報告するようにできている」などです。

C 部分を記入する

「現状の業務の手順」と「問題点」を記入します。

「現状の業務の手順」

現在実施している業務の手順・流れを記述します。手順は、以下のように箇条書きにしてフローで表現しましょう。

①日勤での患者の状態を、メンバーが主任に報告する

↓

②報告と同時に相談、あるいは主任から指示・確認がある

↓

③主任からの指示を実施・確認する　など

「問題点」

現状の業務の進め方において存在する問題点を記入します。その場合、業務の要求事項やあるべき姿を検討しながら発見することが大切です。たとえば「患者への対応が遅くなる」「次の時間帯の勤務者にも迷惑・負担がかかる」「午前の情報交換が有効に生かされていない」などです。

「整理・整頓・清掃の課題抽出」

改善に向けて、業務の5Sの視点を活用しながら、問題点を改善すべき課題を抽出します。5Sの視点とは「止める」「体系化・標準化」「見える化」「エラープルーフ化」などです。たとえば、

・各チームのリーダーは朝の情報交換も踏まえ、各メンバーから患者の状態の報告を受けて判断し、メンバーに指示する（処置が必要か、医師への確認・報告が必要かなどの対応判断）

・各チームのリーダーから報告を受けるようにする　など

＊

実際に記入した例を、以下に3点紹介します。

<table>
<tr><td colspan="2">業務改善課題抽出シート例①</td><td>所属</td><td>氏名</td><td>作成年月日</td></tr>
<tr><td>対象業務</td><td>業務名
申し送りの短縮</td><td colspan="3">目的
時間短縮に努め、早急な患者対応を実現する。
（スタッフから主任へ報告する時間をなくし、リーダーがまとめて主任に報告する方法に変更する）</td></tr>
</table>

<table>
<tr><td colspan="2">要求事項分析</td><td rowspan="2">現状の業務の手順</td><td rowspan="2">問題点</td><td>整理・整頓・清掃の課題抽出</td></tr>
<tr><td>項目</td><td>あるべき姿</td><td>止める、体系化・標準化、見える化、エラープルーフ化</td></tr>
<tr><td>誰が、誰に
リーダーが主任に（日勤業務中）</td><td rowspan="4">主任に各メンバーから状態を報告する前に（日勤中のまとめを）各チームリーダーに報告相談し、必要時医師から指示をもらう。各チームリーダーは主任に必要と思われる経緯と状態変化に対応した結果を報告するようにできている。</td><td rowspan="4">①日勤での患者様の状態をメンバーが主任に報告する。
↓
②報告と同時に相談あるいは主任から指示・確認がある。
↓
③主任からの指示を実施・確認をおこなう。
↓
④実施・確認した時点で準夜勤は業務を開始している時間である。
↓
⑤実施後の反応を準夜勤勤務に確認を依頼するようにする。（日勤だけで済ませることができない）</td><td rowspan="4">○患者様への対応が遅くなる。
○次の時間帯の勤務者にも迷惑・負担がかかる。
○午前の情報交換が有効に活かされていない。
○主任がそれぞれのメンバー6人から報告を受けていると時間が遅れる。
○メンバーは患者様の状態を報告するだけで、自分で判断するという力が不足してしまう。
○リーダーへの報告が抜けるため把握不足になることがある。（チーム内でのコミュニケーション不足）</td><td rowspan="4">①各チームのリーダーは朝の情報交換も踏まえ、各メンバーより患者様の状態を報告受け判断し、メンバーに指示する。（処置が必要か、医師への確認・報告が必要か、等の対応の判断）
②各チームのリーダーから報告を受けるようにする。
③フリーシートを活用し、ポイントを押さえ申し送りをする。（全体申し送りの基準を作成する）
④口頭申し送りを短縮・廃止につなげる。
⑤記録の充実を図る。</td></tr>
<tr><td>何を
患者様の状態報告</td></tr>
<tr><td>いつまでに
16時までに（主任準夜勤業務に申し送る時間）</td></tr>
<tr><td>どのレベル（どうなっている）
日勤中の問題をリーダーが中心となり、チーム内で解決し、結果を申し出る状態になっている。</td></tr>
</table>

シート例1

<table>
<tr><td colspan="2">業務改善課題抽出シート例②</td><td>所属</td><td>氏名</td><td>作成年月日</td></tr>
<tr><td>対象
業務</td><td>業務名
検査・治療手順の見直し</td><td colspan="3">目的
検査治療手順を見直し、作成、活用することで、
患者様にスムーズに安全、確実な医療・看護が提供できる。</td></tr>
<tr><td colspan="2">要求事項分析</td><td rowspan="2">現状の業務の手順</td><td rowspan="2">問題点</td><td>整理・整頓・清掃の課題抽出</td></tr>
<tr><td>項目</td><td>あるべき姿</td><td>止める、体系化・標準化、
見える化、エラープルーフ化</td></tr>
<tr><td>誰が、誰に
患者様が</td><td rowspan="4">多科、多種の
治療・検査の看護
を求められている
当病棟において、
その治療・検査が
スムーズに、
安全に、確実に
行われるよう、
手順が整備され、
どのスタッフも
それに基づき
行動がとれている。</td><td rowspan="4">①患者様の入院。
↓
②治療・検査手順を
参照する。
↓
③手順に準じ、
状況によっては
日程を調整しながら、
必要な援助を
提供する。
↓
④手順、内容に
不足変更がある場合は
手順の見直し修正する。</td><td rowspan="4">○既存の治療・検査手順
があるが見直しが
されていない。
○既存の治療・検査手順
は内容や種類に
不足がある。
○手順が
活用されていない。</td><td rowspan="4">①既存の手順を確認する。
②当科において多い治療・検査を
ピックアップする。
③既存の手順の見直しの必要性、
新たな作成が必要な
手順を検討する。
④③で検討した手順を
分担し作成する。
⑤手順は科別、検査は治療別、
など探しやすさを考え、
ファイル化する。
⑥見直し・作成した手順は
スタッフ間で点検、使用し、
使いやすいか、内容は適切か
確認し、さらに見直し修正していく。</td></tr>
<tr><td>何を
検査・治療を</td></tr>
<tr><td>いつまでに
その都度</td></tr>
<tr><td>どのレベル
（どうなっている）
検査、治療の
手順が整備され、
スムーズに、安全に、
確実に医療看護が
提供されている</td></tr>
</table>

シート例2

<table>
<tr><td colspan="2">業務改善課題抽出シート例③</td><td>所属</td><td>氏名</td><td>作成年月日</td></tr>
<tr><td>対象
業務</td><td>業務名
予約受付</td><td colspan="3">目的
患者様の電話での受診希望に対し、スムーズな対応ができるよう
呼吸器科外来と医事課の連携を明確にする。</td></tr>
<tr><td colspan="2">要求事項分析</td><td rowspan="2">現状の業務の手順</td><td rowspan="2">問題点</td><td>整理・整頓・清掃の課題抽出</td></tr>
<tr><td>項目</td><td>あるべき姿</td><td>止める、体系化・標準化、
見える化、エラープルーフ化</td></tr>
<tr><td>誰が、誰に
呼吸器科を
受診する患者様</td><td rowspan="4">患者様の電話での
受診希望に対し、
患者様の身になり、
優先に考えること
ができ、スムーズな
対応ができるよう
外来と医事課の
連携ができている</td><td rowspan="4">①電話が受診希望の
予約を受ける。
（センター）
↓
②希望日の空きがない時、
当日センターへ再度
TELするよう指導
している。（医事課）
↓
③空がないと直接外来へ
TELするよう指導
（案内）している。
↓
④外来へ直接TELある
場合はNSが直接対応
↓
⑤予約をとることがでたり、
または再度センターで
予約の取り直しを案内
したりすることがある。</td><td rowspan="4">○何回もTELしないと
予約がとれない。
○横の連携（外来への
問い合わせ）がある
場合とない場合がある。
○患者様の希望日の
前後の状況を伝えて、
予約日の変更など
できていない。
（希望日とれない時）
○センターでできることは
行い、外来への連絡を
するということは
できないか。
○外来でのTEL対応に
ついての統一事項と
心構えが必要
患者様が直接外来へ</td><td rowspan="4">①電話対応のマニュアル作成。
②即対応しなければならないもの、
呼吸器独自で動けるもの、
外来全体で動かなければ
ならないものにわけ、対応する。
③見える化シートにする。
（マニュアル）
④19、7に作成した
“申し合わせ文書”の見直し、
すり合わせを行う。
（フローチャート作成）</td></tr>
<tr><td>何を　受診予約を
（希望する日に受診
したい事柄について）</td></tr>
<tr><td>いつまでに
希望する
タイミングで</td></tr>
<tr><td>どのレベル
（どうなっている）
患者様に対して
スムーズな対応が
できるよう、外来と
医事課の連携が
明確になっている</td></tr>
</table>

シート例3

5S度を自己採点

「5S レベルチェック表」を活用

職場の5S度を自己採点してみよう！

5Sをやってはいるけれど、5Sをやってみたいけれど、どうやって進めるべきかがわかりません。そんなときは「5Sレベルチェック表」で、5Sレベルを測ってみましょう。

皆さんの職場では、すでに5S活動を実施しているところもあれば、これからスタートしようとしているところもあるでしょう。どちらにしても、本書で紹介している5つの医療現場の取組み例をヒントとして、自分の職場に応用してみると、また違った5Sの展開ができるようになります。

そこで、自分の職場の5S度は、よそと比べてどの程度なのか、どの位置にあるのか、気になってきませんか？　自分の立ち位置がはっきりすると、これから5Sを展開する上での方向性が見えてくるかもしれません。

そこで、5Sレベルを判定する「5Sレベルチェック表」をつくりました。まず、素直な気持ちでチェック表の各項目をチェックしてみてください。職場の全員が記入してみると、より実際の姿が見えてくるでしょう。

記入し終えたら、チェック数をカウントしてみてください。あくまでも目安でしかありませんが、もっとも多かったところが自分たちの5Sレベルということになります。

それぞれのレベルに沿って、どういった対策をするかも記述しています。大切なのは、日頃の仕事のアクションレベルまでに落とし込んでいくことです。

5Sレベル評価の実施手順

1. 5Sレベルチェック表の該当する欄にチェックを入れる
2. 5Sレベル評価表にレベルごとのチェック数をカウントする
3. もっともチェック数が多いところが職場のレベルになる
4. 5Sレベル評価表を確認する
5. 自分の職場のアクションレベルを確認する

	レベル1	レベル2	レベル3	レベル4
【基準】	□ 組織活動のルールはまったく設定されておらず、職場環境に関するメンバーの理解がまったくできていない	□ 組織活動のルールは不明確である。職場環境に関するメンバーの理解がほとんどできていない	□ 組織活動のルールが確立されているが、メンバーの理解は今一歩のところである	□ 組織活動のルールが確立され、全メンバーにルールが理解されている
【習慣づけ・しつけ】	□ 組織活動に関する習慣はまったくなく、決められたことが守られず、約束事も守られないことが多い □ 医療機関内でのあいさつはまったくできておらず、全体に時間にルーズ、報連相が悪いために仕事のムダや業務のトラブルが発生している □ 患者・お客さまの職場環境の評価はたいへん悪く、改善事項を常に指摘される	□ 組織活動に関するルールの習慣づけができていない。決められたこと（職場環境のルール）が守られておらず、すぐに約束事が曖昧になってしまっている □ 医療機関内でのあいさつはあまりできておらず、時間管理や報連相は不十分で仕事のムダにつながっている □ 患者・お客さまの職場環境の評価は悪く、改善事項を指摘されることがある	□ 組織活動に関するルールの習慣づけが今一歩、決められたこと（職場環境のルール）が一部で守られていない □ 医療機関内でのあいさつ・時間管理・報連相は8割程度徹底できている □ 患者・お客さまからの職場環境の評価は、良いと評価する人と今一歩と評価する人とバラツキがある	□ 組織活動のルールが習慣づいており、決められたこと（職場環境のルール）が確実に守られている □ 医療機関内でのあいさつ・時間管理・報連相が徹底できている □ 患者・お客さまから、あいさつの良さや職場環境の良さをほめられることが多い
【整理】	□ 医療機関内に不要品が放置されており、建屋の周辺にも不要品が放置している □ 器材庫などには大量のデットストックが存在している	□ 医療機関内に不要品と思われるものが放置されている個所が見受けられる □ 器材庫などにはかなりのデットストックが存在している	□ 工程や事務所に不要品と思われるものはほとんど見当たらない □ 器材庫などには不要品が存在する	□ 医療機関内に不要品と思われるものは見当たらない □ 器材庫にも不要品と思われるものはまったくない
【整頓】	□ 医療機関内のものはまったく置き場所が決まっていない □ 置き方は統一性はなく、見た目も汚いという印象であり、表示はまったくできていない	□ 医療機関内のものは大体の置き場所が決まっているが、明確に決まっている個所はほとんどない □ 置き方はほとんど統一性はなく、見た目も管理状態とはいえず、表示は一部でなされているだけである	□ 医療機関内の8割程度のものは置き場所が決まっている □ 物の置き方は一部で統一性のない個所が見受けられ、置き場の表示のない個所が一部に見受けられる	□ 医療機関内のすべてのモノは置き場所が決まっている □ モノの置き方に統一性があり、見た目も美しい、置き場にすべて表示ができている
【清掃】	□ 医療機関内の掃除はほとんど実施されているように思えない。工場全体にゴミ・汚れが目立つ建屋周辺には雑草が生えている	□ 医療機関内の掃除はある程度実施されているようだが、工場全体に汚れが目立つ状態である	□ 医療機関内の掃除はある程度実施されているようだが、工場全体に汚れが目立つ状態である	□ 医療機関内の床・通路・設備・作業台およびその周辺にゴミ・塵・埃がなく、常に掃除が行き届いている
【清潔】	□ 組織活動はまったく維持されていない	□ 組織活動はほとんど維持されておらず、問題があっても気づかない状態である	□ 組織活動はある程度維持されているが、問題が目で見てすぐに発見できるしくみにはなっていない	□ 組織活動が維持されており、問題があれば、目で見てすぐに発見できるしくみになっている
チェック数	／10	／10	／10	／10

5Sレベルチェック表

ピーク	内容	対策
レベル1	職場の基本がまったく確立できておらず、5Sの視点も問題だらけである。5Sの不備が原因で医療事故を発生させる危険性がある。また、職場の中には多くのムダが存在していると考えられる。5Sの基本的な学習からスタートしなければならない状況である	・全職員などを対象に、5S基本セミナーなどを企画して実施する ・5S推進委員会などを立ち上げて、組織の5Sルールなどを策定する ・5S実行チームを構築し、管理者・5Sリーダーを中心に5S教育を展開する
レベル2	職場の基本のルールは確立しようとしているが、あまり守られていない状況である。5Sも言葉では知っているが、まだ行動に表れていないところが多いようである。油断するとすぐに乱雑になってしまう状況にある。5Sを行動化するための学習としくみづくりが必要である	・5Sの外部監査を取り入れる。各部署をラウンドし、評価する ・管理者・5Sリーダーに対して、さらなるレベルアップのための教育を展開する ・5Sのルールを整備し充実させる。5Sのルールをまとめた5Sマニュアルなどを作成し、各部署に配布する ・5S成果発表会などを企画する
レベル3	かなり職場の基本が徹底されている。しかし、そのルールなどが十分に定着化できていない状況である。新人などがメンバーに加わると、仮置きなどが増える可能性もある。定着化に向けた教育やルールの見直しなどが必要である	・外部監査を継続して実施するが、監査のレベルを向上させる ・管理者・5Sリーダーを対象に5Sの定着化研修を実施する ・定着化を実現するために各部署から積み残し課題などを徹底的に出させて、その結果を確認する
レベル4	職場ルールがよく守られており、良い状況である。しかし、現状に満足すると意識の低下につながり、5Sレベルも低下することになる。継続的な改善努力が重要なポイントになる。継続性の維持や質の向上を目指すためにも業務の5Sに取り組むことが必要である	・業務の5Sへの取組みを開始する ・管理者・5S実行リーダーに対して業務の5S研修を実施する ・業務の5Sを取り入れた5S監査を実施する ・業務の5Sを実施して成果発表会を実施する

5Sレベルの評価表

道具に
こだわる

5S便利ツールを使おう！

ここでは、5Sの整頓レベルを充実するためのツールを紹介します。ただ、あくまでもヒントです。これらを参考に最適なものを探したり考案してください。紹介するツールはすべて、ホームセンターで購入したものです。中には、100円ショップで販売されているものもあります。いろいろ探してみてください。

今回は紹介できませんでしたが、プラスチック製の段ボールなども、汚れる場所のカバーや自由自在の容器製作の材料として活用されています。また、ワイヤーネット・メッシュネットと突っ張り棒を組み合わせて、壁全体を収納場所にしている医療機関もあります。

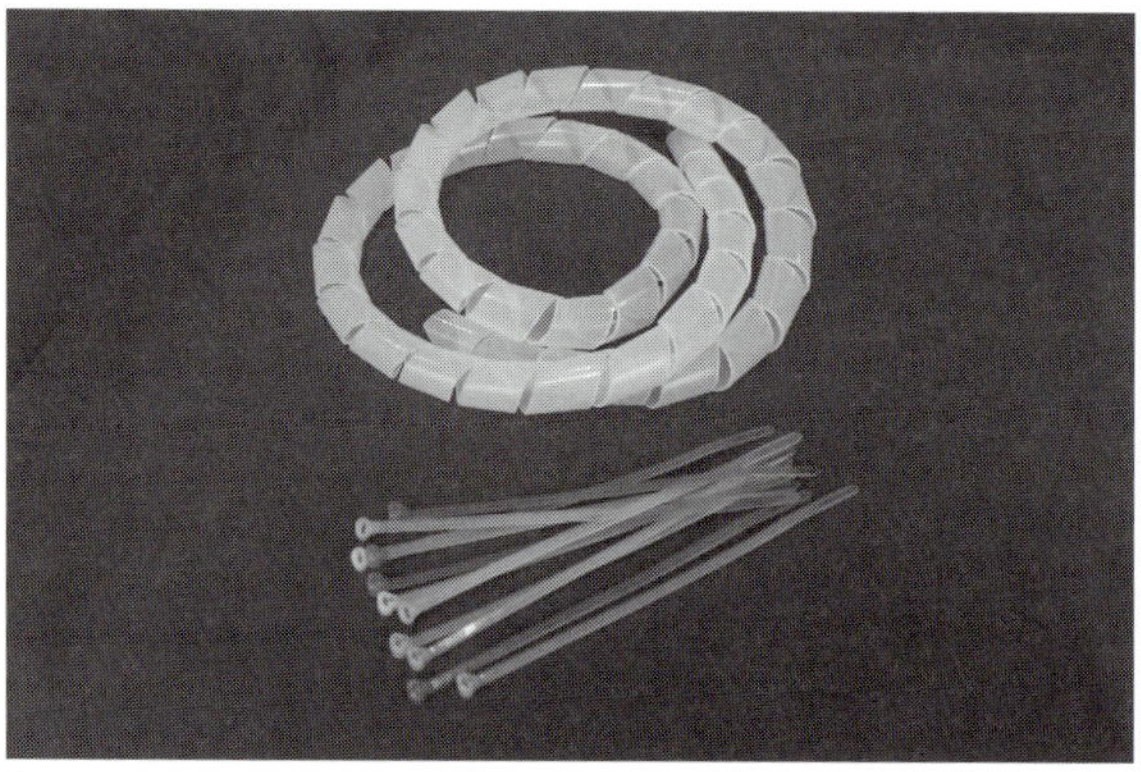

01 スパイラルチューブ・結束バンド

スパイラルチューブ　**価格**：200〜300円
結束バンド　**価格**：400円（12本）

スパイラルチューブは、配線をまとめるときに使用します。バラバラになった配線をキレイにまとめるのに有効です。また、結束バンド（タイラップ）も配線などをまとめる場合に使用します。一度締めたら緩まないタイプがほとんどです。
いずれも配線などをキレイにすっきりとまとめるには効果的なツールなのですが、あまり多くの配線をまとめ過ぎると放熱できなくなり、発火の危険性もあるので注意してください。配線は密封されないようにまとめてください。

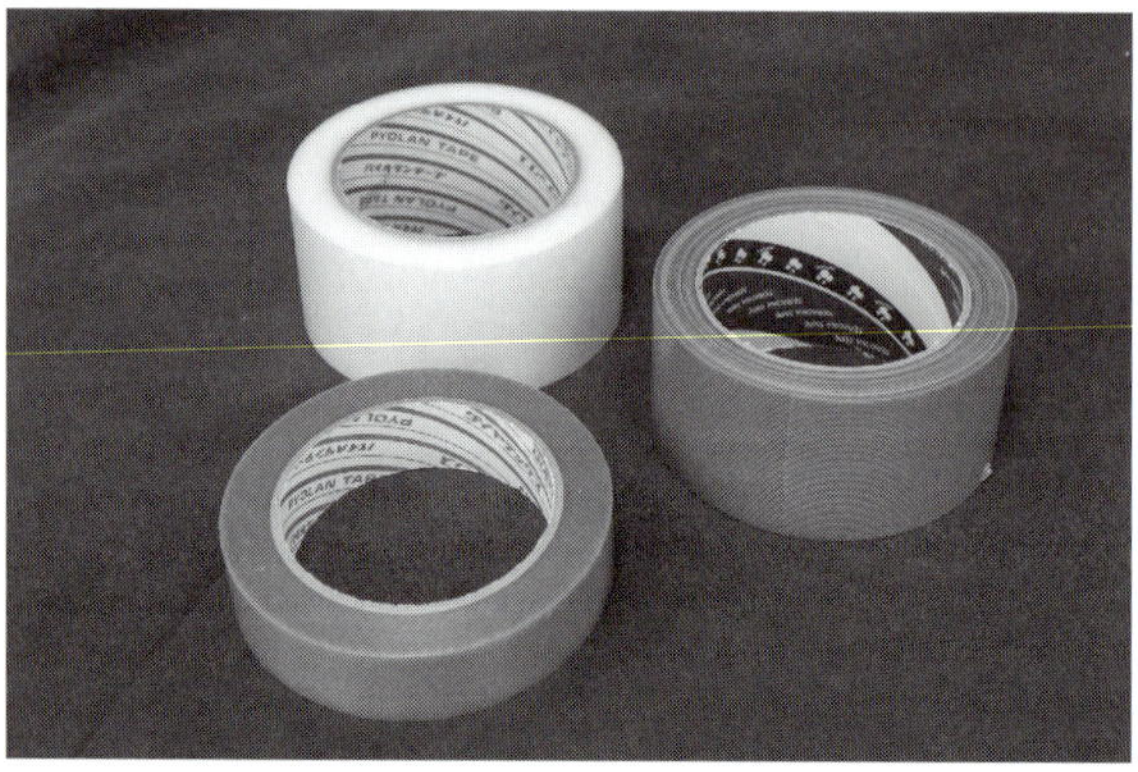

02 養生テープ

価格：200〜300円

テープワープロや両面テープを貼る際には、養生テープを貼った上から貼るようにしましょう。テープワープロや両面テープは、長期間貼っていると剥がれにくくなり、貼った跡が汚くなります。とくにテプラは白いテープの粘着剤が残ってしまい、汚れを取るのに苦労します。養生テープを貼った上からだと、キレイに剥がすことができます。

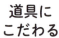

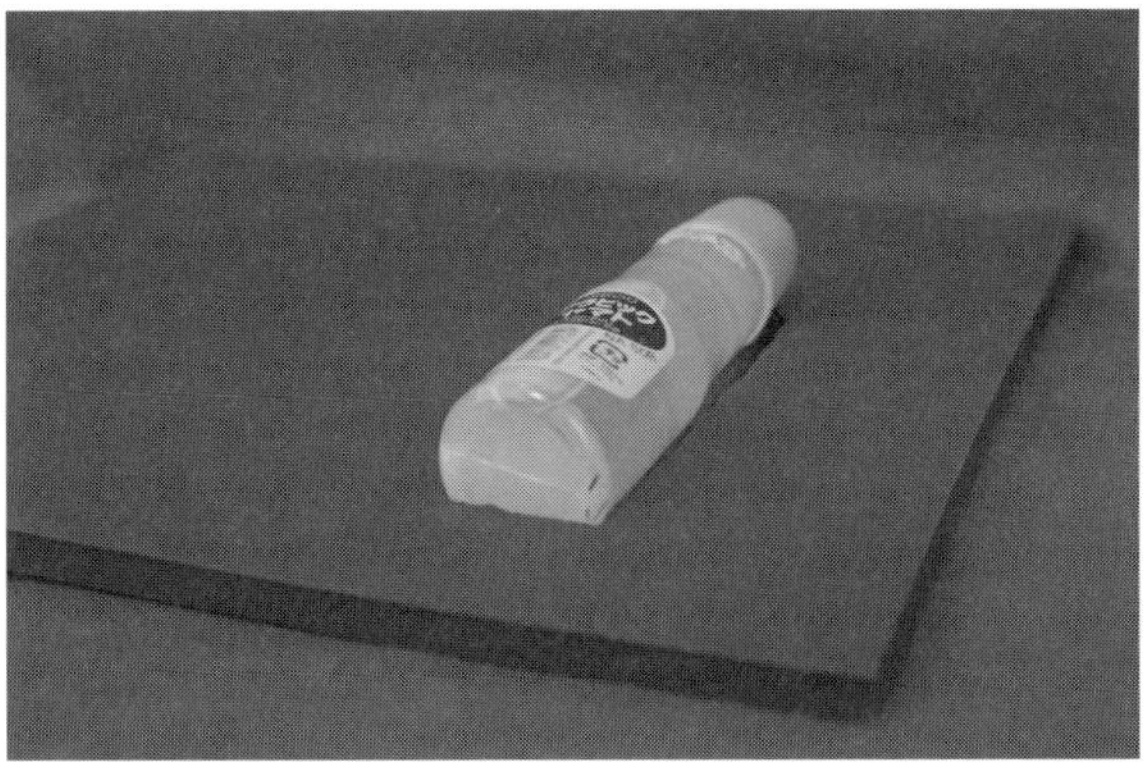

05 ウレタンマット

価格：1000円

使用頻度の多いさまざまな備品を姿置きするために活用します。写真はウレタン材のマットですが、発砲スチロール、ゴムシートなど、さまざまな材質・大きさのモノがあります。

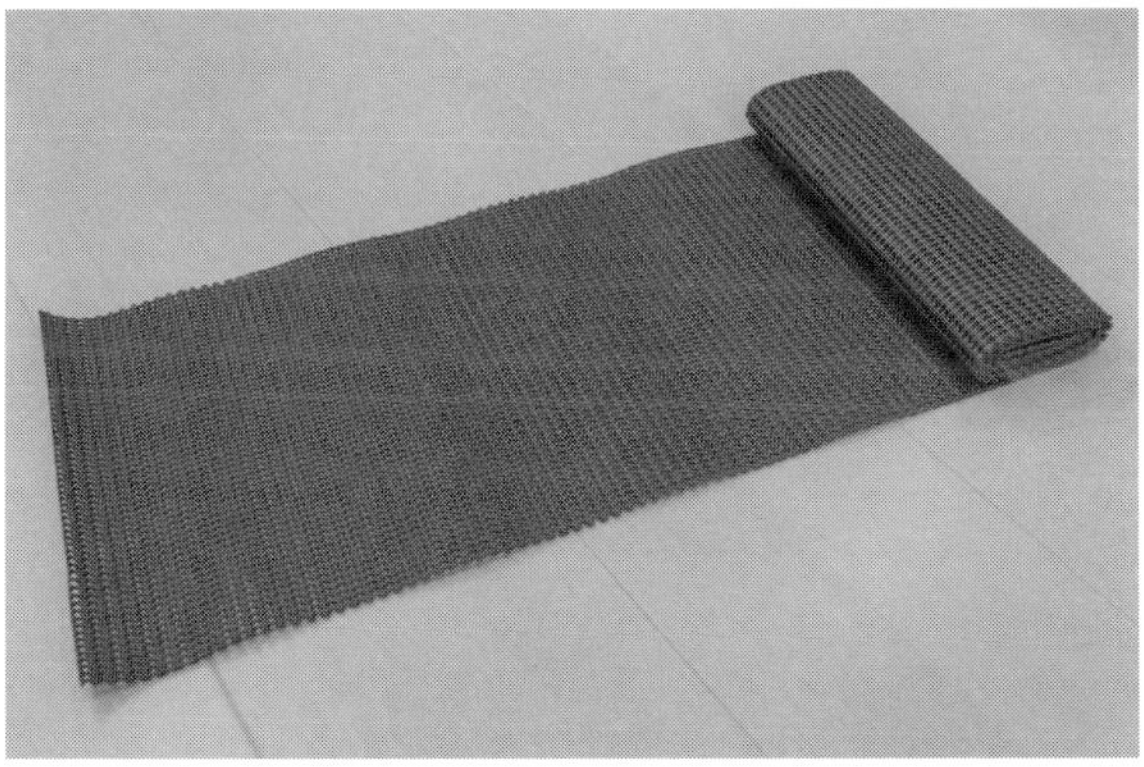

06 すべり止めシート

価格：600円　20cm

引出しの中や机の上に敷いて、モノの滑りを止めるシートです。引出しの中などですべってぶつかり、壊れてしまうのを防ぐために効果的です。机・カウンターの上などにおいているモノが動きやすく、すぐに曲がってしまう場合などにも有効です。

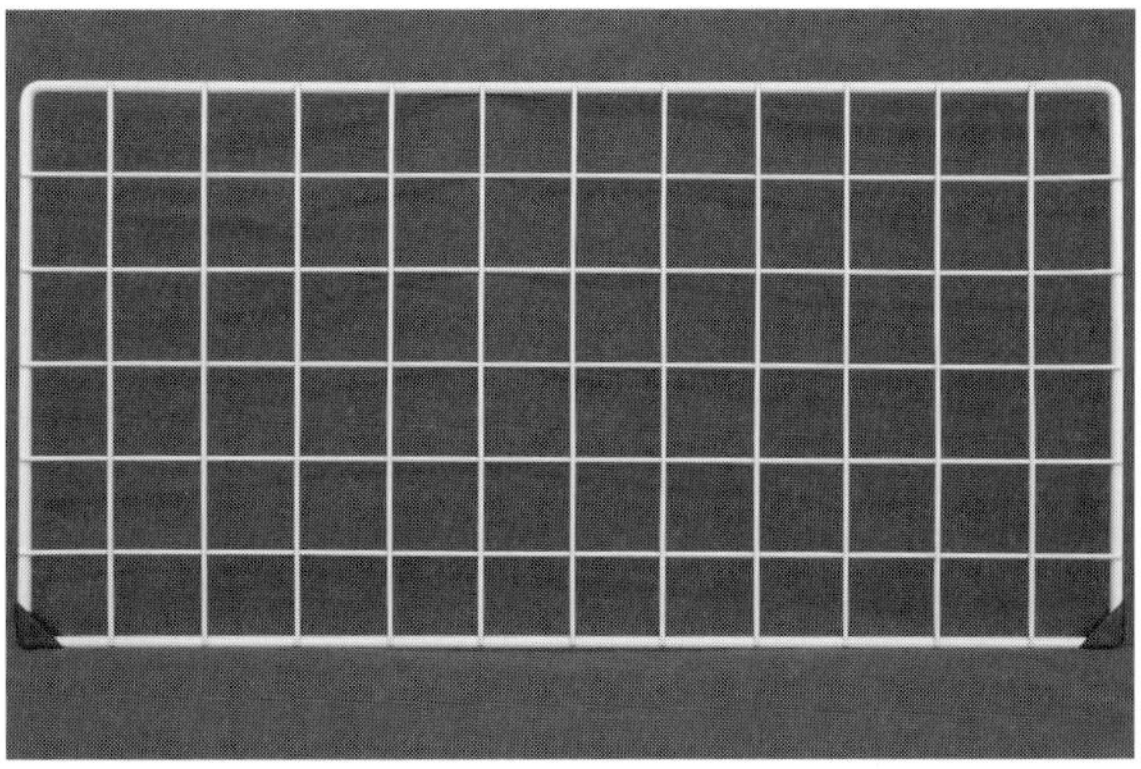

03 メッシュネット・ワイヤーネット

価格：約700円

立体的にモノを収納するとき、とても効果的に活用できるツールです。とくに配線を床上げする場合には最適です。このネットをマグネットでスチールデスクに貼り付けて、フックなどを使用して吊り下げる方法で整頓できます。そのほか、工夫次第で、さまざまモノを取り出しやすい方法で収納できます。

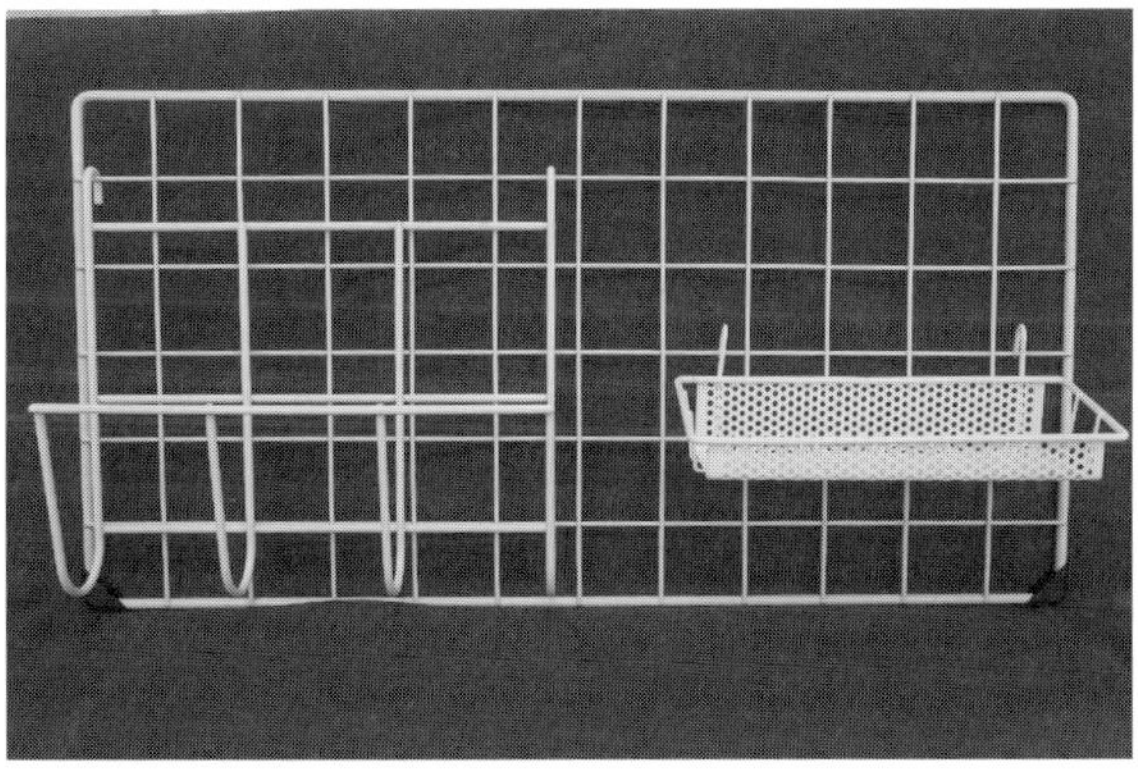

04 メッシュネット・ワイヤーネットのバリエーション

価格：約700円

メッシュネットなどと組み合わせて活用すると、各種フック付きの効果的な収納スペースができあがります。構造上見える化も簡単で、取り出しやすい置き方ができるので、効率的です。

■編著者紹介

高原昭男（たかはら・あきお）

ベーシック・マネジメント研究所 代表、ナビゲート パートナーコンサルタント、全能連マスター・マネジメントコンサルタント。
1953年生まれ。キヤノン株式会社、経営コンサルタント機関を経て、83年より独立、現在に至る。主な著書に『徹底5S実践マネジメント』『5Sべからず集』『ミス・事故をなくす医療現場の5S』(以上：日本能率協会コンサルティング)、『事故防止職場環境論』(日本医師会総合政策研究機構)、『工場必携5Sツール集』『製造現場の技能OJTツール集』『製造中堅社員自習型ツール集』(以上：アーバンプロデュース)、『これならわかる5S』(産業能率大学通信教育部)、『しつけマネジメント』(ナビゲート)、『製造業派遣（請負）型アウトソーシング成功の秘訣』(新技術開発センター) など多数。
ベーシック・マネジメントURL　http://www.basicm.jp/
eメール　takahara@basicm.jp

■実践に向けての参考文献

『ミス・事故をなくす医療現場の5S』『医療現場の5Sべからず70』（日本能率協会コンサルティング）
上記に対する問い合わせは、
[URL] http://www.basicm.jp/
[eメール] takahara@basicm.jp

■事例提供医療機関

一般財団法人 竹田健康財団 竹田綜合病院（福島県会津若松市）
栃木県済生会 宇都宮病院（栃木県宇都宮市）
国立大学法人 東京医科歯科大学・歯学部附属病院（東京都文京区）
一般社団法人 広島市医師会臨床検査センター（広島県広島市）
社会医療法人 若竹会つくばセントラル病院（茨城県牛久市）

医療現場の5S活用ブック

2016年 8 月 30日　初版第 1 刷発行
2024年 3 月 25日　　　第 3 刷発行

編著者――高原 昭男

発行者――張 士洛
発行所――日本能率協会マネジメントセンター
〒103-6009　東京都中央区日本橋 2-7-1 東京日本橋タワー
TEL 03-6362-4339（編集）／ 03-6362-4558（販売）
FAX 03-3272-8127（編集・販売）
https://www.jmam.co.jp/

装　　丁――平塚兼右（PiDEZA Inc.）
本文DTP――平塚恵美、鈴木みの理、矢口なな、長谷愛美（PiDEZA Inc.）
図版作成――鈴木みの理、長谷愛美（PiDEZA Inc.）
印 刷 所――シナノ書籍印刷株式会社
製 本 所――株式会社三森製本所

ISBN 978-4-8207-5932-4 C3047
落丁・乱丁はおとりかえします。
PRINTED IN JAPAN